LE RÉGIME IG BAS

Plus de 111 recettes simples et rapides - Santé
et minceur au quotidien grâce au secret de la
méthode LOGI : Indice Glycémique Bas

Amélie Bocuse

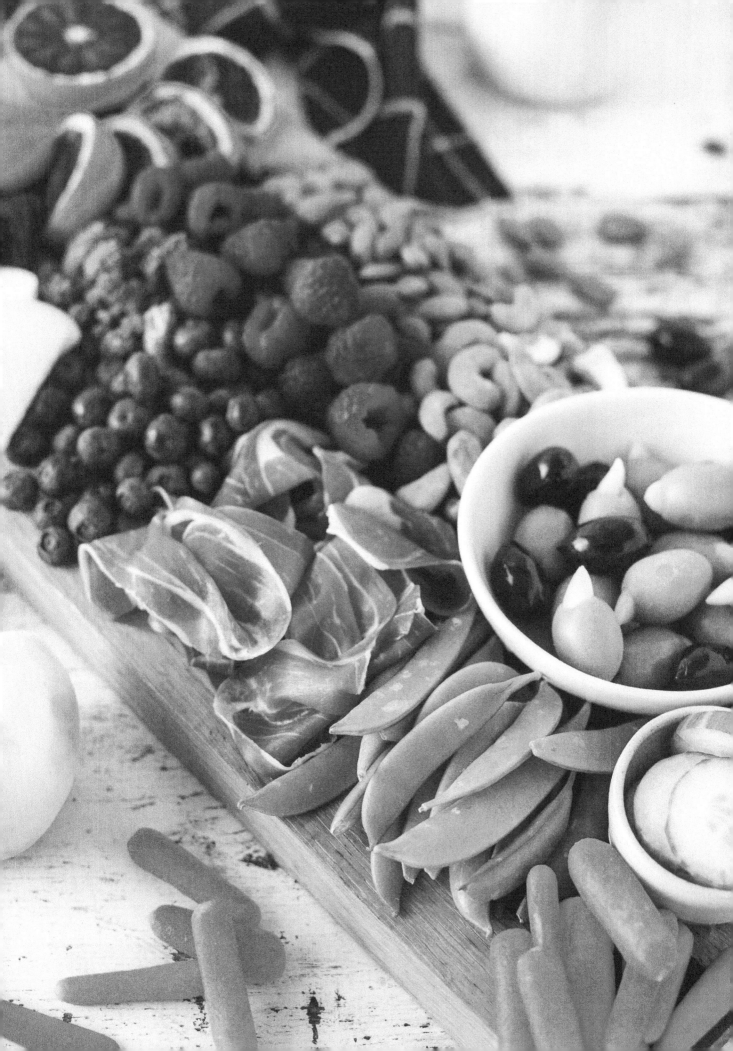

CONTENU

SNACKS 120

DESSERTS 125

BOISSONS 138

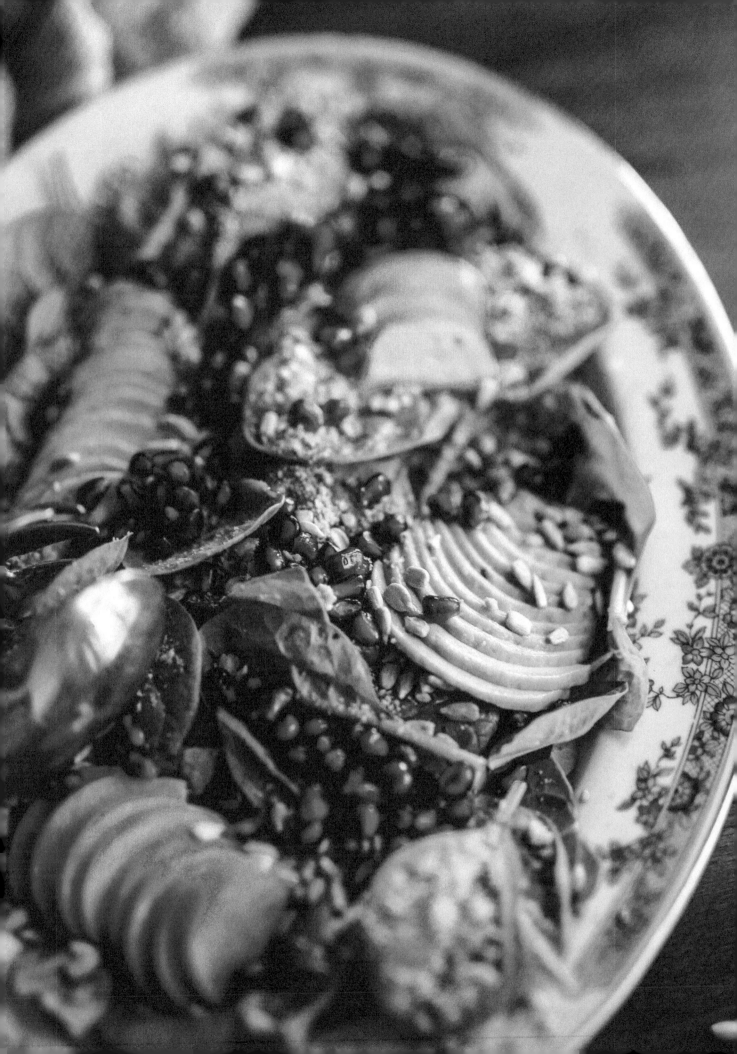

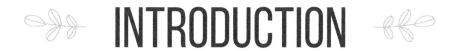

INTRODUCTION

QUI SUIS-JE ?

Bonjour et merci d'avoir acheté mon livre.

Comme la plupart des femmes (et des hommes), ma relation avec mon poids n'a pas toujours été la meilleure.

De mon enfance jusqu'au début de mon âge adulte, j'ai toujours été un peu ronde. Mais je ne m'en suis jamais souciée. J'aimais mes rondeurs.

C'est à la suite de ma première grossesse que les choses ont commencé à se détériorer. Les « kilos-bébé » que j'avais pris (10 kilos pour être très précise) ne voulaient pas partir. Et pire encore. Ils ont continué à augmenter.

Lorsque mon fils a fêté ses 2 ans, mes bilans sanguins étaient une catastrophe et sur la balance, il ne s'agissait plus « seulement » de 10 kilos superflus mais de 30. Mon poids battait même un record personnel avec 3 chiffres !

C'est à ce moment-là que le défilé des régimes a commencé.

Je pense les avoir à peu près tous faits !

De « compter les calories » en passant par « me priver de presque tout et ne boire que de la soupe tous les jours » ...

Cette torture a duré des années.

J'avais faim tout le temps et cela ne servait à rien.

Les kilos indésirables disparaissaient le temps du régime mais revenaient en force dès que je recommençais à manger normalement. L'effet yo-yo se faisait sentir. J'étais déprimée et plus que frustrée.

Un jour, j'ai lu un article qui depuis a changé ma vie.

Cet article ne parlait pas seulement d'un régime, mais d'un style de vie.

Pour moi, cela a été une révolution.

L'indice glycémique bas !

Cela m'a tout de suite interpellée.

Une fois à la maison, j'ai tout de suite fait des recherches et commencé à introduire des changements suite à ce que j'apprenais. En particulier dans mon alimentation, mais pas seulement.

Et devinez quoi ?

Les kilos ont commencé à fondre, je pouvais manger « normalement » et je ne m'affamais pas.

Et le meilleur dans tout ça ?

Ma famille entière (mon mari et mes 2 enfants) a aussi adopté ce nouveau style de vie.

Cela fait maintenant un peu plus de 10 ans que j'ai commencé à me nourrir en suivant l'indice glycémique.

10 ans aussi que j'ai commencé mes recherches sur ce thème.

Depuis, je continue à me documenter, à lire les études scientifiques sur le sujet de l'indice glycémique mais aussi tout ce qui s'y rapporte et à apprendre de nouvelles données.

Cela a été l'une des meilleures décisions de toute ma vie !

J'aimerais maintenant vous inviter à entreprendre ce voyage (pas seulement) culinaire en vous expliquant plus en détail ce qu'est le régime à indice glycémique bas !

J'espère que ce livre pourra vous aider.

Bonne lecture !

NOTRE SOCIÉTÉ AUJOURD'HUI

Depuis plusieurs décennies maintenant notre santé ne fait que se détériorer.

Et la pandémie de ces 2 dernières années n'a fait qu'empirer les choses.

À cause du télétravail, le peu de mouvement que nous pouvions faire a été restreint de manière encore plus drastique.

Depuis le milieu du XXIème siècle, les « hommes » au sens large du terme ne bougent plus.

Nous avons majoritairement des vies sédentaires. Nous utilisons la voiture, l'ascenseur, nous travaillons assis dans un bureau...

La pandémie de COVID-19 n'a fait qu'empirer les choses !

Par exemple, j'ai une amie qui, depuis qu'elle fait du télétravail, fait au maximum 500 pas par jour !

Sa seule activité physique de la journée consiste à marcher entre sa chambre (où elle a installé son ordinateur pour travailler), la cuisine et les toilettes !

Si nous ajoutons à cela les plats préparés (pizzas, fast-food ...), il n'est pas très difficile de comprendre pourquoi de nos jours le surpoids, le diabète, les maladies cardio-vasculaires... sont les maladies les plus courantes du monde occidental.

Malheureusement, les adultes ne sont pas les seuls à souffrir de ces maux.

Selon certaines études, presque 20% des enfants de 6 à 17 ans sont en surpoids et 4% sont obèses (et les chiffres augmentent).

De la même manière, le diabète de type 2 que l'on ne trouvait auparavant que chez les adultes (à partir de 40 ou 50 ans) est en augmentation constante chez les enfants !

C'est dans les années 1980 que les scientifiques ont commencé à observer l'apparition de ces maladies occidentales.

PETITE LEÇON D'HISTOIRE

Depuis le début de l'histoire humaine, l'apport énergétique fourni par notre alimentation a toujours été équilibré avec notre dépense énergétique. En d'autres termes, nous mangions autant sinon moins d'énergie que nous en dépensions.

Malheureusement pour notre société, depuis les années 1960, un déséquilibre a commencé à s'installer.

Nous avons commencé à manger plus que nous ne consommions d'énergie. D'abord de façon très modérée. Puis dans les années 1970, cette tendance a commencé à s'accélérer.

C'est à ce moment-là que nous avons commencé à observer un nombre croissant de différentes maladies chroniques: surpoids, obésité, maladies cardio-vasculaires, diabète...

La médecine s'est donc penchée sur le sujet et a débuté plusieurs séries d'études scientifiques, notamment sur le diabète.

C'est le Dr. David Jenkins qui, au cours de son étude sur le diabète, a découvert que tous les aliments n'entraient pas à la même vitesse dans le sang. Cela a marqué la naissance de l'indice glycémique (Jenkins et al., 1983).

Depuis lors, de nombreux régimes s'appuyant sur l'indice glycémique sont apparus.

- le régime Montignac,

- le régime Glyx,

- la méthode LOGI...

ne sont que 3 parmi tant d'autres.

Tous ces différents types d'alimentation sont des formes dérivées de l'alimentation LOW CARB : pauvre en glucides.

Le mot LOW CARB vient de l'anglais. LOW veut dire bas et CARB signifie glucides.

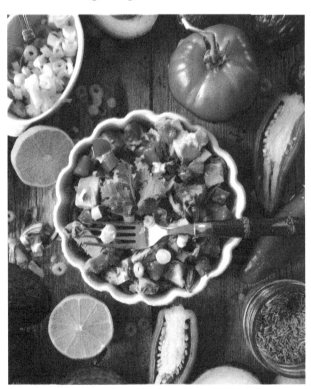

L'ALIMENTATION TYPIQUE DE NOS JOURS

Depuis les dernières décennies, « le temps s'accélère ». Nos journées se partagent entre le travail, la famille, les tâches ménagères ... Peu importe si l'on est une femme ou un homme. Nous passons notre temps à courir après la montre et nous n'avons plus le temps pour quoi que ce soit.

Donc forcément moins de temps pour cuisiner.

Nous avons donc recours à des solutions très pratiques : les plats préparés (pizzas, lasagnes...) que nous achetons en grande surface ou les plats que nous faisons livrer à domicile.

(Rassurez-vous je le fais aussi de temps à autre).

J'ai une question à vous poser.

Avez-vous déjà regardé et lu les étiquettes de ces produits ?

Bien sûr que non. Et c'est bien normal ! Personne ne le fait ! Nous n'avons absolument pas le temps pour ça !

Rassurez-vous, il y a 10 ans, avant de changer mon alimentation, je ne le faisais pas non plus. Et je ne connais personne de mon entourage qui lisait ces étiquettes.

Si nous les regardions, nous nous rendrions compte que dans la plupart de ces plats se cachent quelques ingrédients surprenants et superflus. Le sucre est l'un d'entre eux !

Le problème avec le sucre est le suivant: il est toxique pour notre organisme.

Pourquoi ?

*   Il crée des carences en vitamines et minéraux

*   Il détériore nos vaisseaux sanguins

*   Il abîme nos dents

*   Il augmente les risques d'avoir un cancer

*   Il nous rend diabétique (je reviendrai sur ce point dans la prochaine section)

*   Il nous fait prendre du poids

*   ...

Petite remarque à part : saviez-vous que des études scientifiques ont prouvé que le sucre était plus addictif que la cocaïne ?

Pas étonnant donc qu'il soit quasiment impossible d'y résister !

Les plats préparés ont aussi un inconvénient de taille qu'il ne faut en aucun cas oublier.

Ils sont TRÈS riches en GLUCIDES !

Et à force de trop en abuser, ils nous rendent résistants à l'insuline !

LE(S) PROBLÈME(S) DE LA RÉSISTANCE À L'INSULINE

Dans cette section, nous allons parler plus en détails de la résistance à l'insuline.

Tout d'abord, je tiens à rappeler que l'insuline est une hormone indispensable dans notre corps.

Elle fait entrer le glucose de notre alimentation dans les cellules telles que les cellules musculaires...

La résistance à l'insuline signifie que les cellules de notre corps ne reconnaissent plus l'insuline. Il faut alors plus d'insuline pour faire entrer le glucose.

Par exemple :

Une personne sans résistance à l'insuline a besoin de 10 unités d'insuline, une personne atteinte de résistance à l'insuline peut avoir besoin de 17 ou 18 unités d'insuline.

95% des personnes en surpoids et 20% des personnes avec un poids « normal » en sont atteintes.

Ces chiffres sont énormes !

J'entends déjà votre question.

Comment devient-on résistant à l'insuline ?

À force de manger des aliments riches en glucides, notre corps (notre pancréas) produit beaucoup d'insuline.

À force d'être constamment bombardées d'insuline, nos cellules finissent par ne plus bien réagir et ne la reconnaissent plus.

Le glucose rentre donc moins bien dans les cellules et reste dans le sang, ce qui active certains récepteurs qui envoient un message à notre cerveau pour dire que notre glycémie est trop élevée et qu'il faut produire encore plus d'insuline.

(À force de produire trop d'insuline pendant de longues années, notre pancréas se fatigue et au bout d'un moment ne produit plus d'insuline.)

L'autre nom de la résistance à l'insuline est le prédiabète.

La résistance à l'insuline est liée à beaucoup de problèmes de santé :

- Alzheimer
- Diabète de type 2
- Problèmes de fertilité chez les femmes
- Problèmes érectiles chez les hommes
- Obésité
- Problèmes de thyroïde
- Problèmes cardio-vasculaires

Vous voulez savoir si vous souffrez de résistance à l'insuline ?

Voici quelques indices qui peuvent vous mettre sur la voie :

- Avez-vous de l'embonpoint ?
- Avez-vous des taches brunes/noires ou des petits points blancs (troubles de la pigmentation/ acanthosis nigricans) sur le corps ?
- Avez-vous de l'acné ?
- Êtes-vous stressé au travail ou à la maison ?
- Dormez-vous moins de 7 heures par nuit ?
- Faites-vous du sport ?
- Fumez-vous ?
- Souffrez-vous d'hypothyroïdie ?
- Souffrez-vous d'infertilité ?

Plus vous avez répondu « oui » à ces questions, plus vous avez de risques d'en souffrir.

Je vous conseille de prendre rendez-vous avec votre médecin traitant et de lui demander de tester votre taux glycémique et taux d'insulinémie à jeun.

Il est donc important de faire attention à ce que les aliments que nous mangeons ne se transforment pas trop vite en glucose, pour éviter que trop d'insuline ne soit libérée en même temps. En d'autres termes, il faut que l'indice glycémique des aliments soit relativement bas.

L'INDICE GLYCÉMIQUE : C'EST QUOI AU JUSTE ?

Ce que nous mangeons entre dans le sang.

Pour être un tout petit peu plus précis sur le sujet, ce que nous mangeons se transforme en sucre : en glucose.

Sauf les graisses.

Et c'est ce glucose qui entre dans le sang d'une manière plus ou moins rapide. (La glycémie est le taux de glucose dans le sang.)

- D'une manière très générale, on peut dire que les légumes, la viande et le poisson ont un indice glycémique lent. (Inférieur à 55)
- Les produits à base de farine complète et les fruits pas trop mûrs ont un indice glycémique moyen. (Entre 55 et 70)
- Les produits à base de farine blanche, les fruits bien mûrs et les sucreries ont un indice glycémique élevé. (Supérieur à 70)

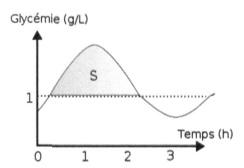

Pour calculer l'indice glycémique de chaque aliment, il faut utiliser cette formule :

IG de l'aliment testé = 100 * S aliment testé / S aliment de référence

Le sucre de table est l'aliment qui entre le plus rapidement dans le sang. Il est donc l'aliment de référence pour calculer l'indice glycémique des autres aliments.

Vous vous demandez sûrement quel est le rapport entre l'indice glycémique et le diabète ?

Le glucose, qui vient des aliments que nous mangeons, est la seule source d'énergie pour nos cellules.

Pour que celui-ci y entre, nous avons besoin d'une hormone bien spéciale : l'insuline.

Le problème est le suivant. Plus nous mangeons d'aliments à indice glycémique élevé (pâtes, pizzas, sucreries...), plus nous sécrétons de l'insuline. Jusque là tout va bien.

Malheureusement, si nous produisons trop d'insuline pendant plusieurs années, nos cellules deviennent résistantes à l'insuline. Nous devons sécréter plus d'insuline pour faire entrer tout le glucose dans nos cellules.

Au bout d'un moment, notre pancréas se fatigue et ne produit plus d'insuline. Nous sommes devenus diabétiques.

Avec cette « malbouffe », ajoutée au manque d'activité physique, notre système cardio-vasculaire (le cœur et les artères, entre autres) se détériore, notre taux de cholestérol augmente, ce qui explique l'explosion des maladies cardio-vasculaires.

Il est par contre important de comprendre et retenir que chaque groupe d'aliments - lipides, protéines et glucides - est important et indispensable dans notre alimentation.

- Les protéines assurent le maintien de la masse musculaire.

- Les lipides aident à la production d'hormones et à la préservation de nos parois cellulaires.

- Les glucides fournissent l'énergie nécessaire pour que nos cellules fonctionnent.

Nous avons vu les problèmes auxquels notre société est de nos jours confrontée.

Mais la bonne nouvelle est que cela n'est pas gravé dans le marbre. Nous pouvons sortir de ce cercle vicieux. La solution est la méthode LOGI.

Nous pouvons sortir de ce cercle vicieux.

La solution est la méthode LOGI.

Le professeur allemand Nikolai Worm, fervent adepte de la méthode LOGI, ne considère pas cette dernière comme un régime mais comme une façon équilibrée de manger.

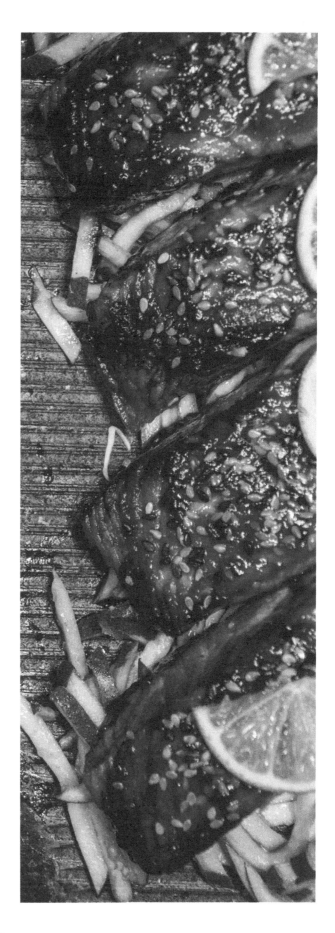

INTRODUCTION À LA MÉTHODE LOGI

À la différence des autres régimes comme le régime cétogène, la méthode LOGI est faite pour tout le monde. Peu importe si on est enceinte, si on est un enfant ou si l'on est âgé de 90 ans. La méthode LOGI est adaptée pour tous.

LOGI est l'abréviation de « Low Glycemic and Insulinemic ». En français, cela signifie : faible glycémie et insulinémie.

En d'autres termes, l'accent est mis sur une alimentation dont la consommation des aliments entraîne un faible besoin en insuline, c'est-à-dire qui favorise des taux de glycémie et d'insuline peu élevés.

Voici quelques exemples d'aliments à IG (indice glycémique) faible et donc à consommer sans modération :

- les noix, amandes, noisettes... ,

- le chocolat noir à 70%,

- presque tous les légumes,

- la viande,

- le poisson.

Les aliments à indice glycémique élevé à éviter.

- tous les aliments à base de farine blanche (pain, pâtes, pizza...),

- les fruits secs,

- les pommes de terre cuites et sans peau,

- la purée de pomme de terre instantanée,

- les sucreries.

Pour nous simplifier la vie, les auteurs de la méthode LOGI ont mis au point une pyramide pour savoir quels aliments sont à privilégier.

LA PYRAMIDE LOGI

SES PRINCIPES

La pyramide LOGI a une composante méditerranéenne et comporte 4 principes :

- la densité d'énergie : les aliments consommés doivent être relativement faibles en calories (pour une valeur inférieure à 125KCAL pour 100 g, l'aliment est considéré comme peu calorique. Une valeur entre 125 et 249KCAL est considérée comme moyenne. Une valeur supérieure à 250KCAL est élevée.)

- la quantité de glucides : la quantité de glucides contenue dans les aliments doit être faible (Une valeur inférieure à 12 g / 100g est préférable. Une valeur entre 12 et 18 est considérée comme moyenne. Une valeur supérieure à 18 g / 100 g est considérée comme élevée.)

- la densité de nutriments : contrairement aux 2 critères précédents la valeur nutritionnelle (vitamines, fibres...) doit être élevée.

- le degré de transformation : il doit être là aussi faible (plus l'aliment est transformé, plus la sensation de satiété sera déréglée et plus cela sera néfaste pour notre santé.).

LA PYRAMIDE

La **BASE** de la pyramide est composée d'aliments naturels riches en eau, en fibres et en nutriments. Ils sont aussi pauvres en glucides. Ils doivent être généreusement consommés tous les jours et à chaque repas.

Exemples : les légumes tels que la salade, les champignons, les poivrons, les aubergines, les brocolis, les tomates. Les fruits à faible teneur en sucre en font aussi partie : les fruits rouges, les pommes, les agrumes.

Le NIVEAU 1 de la pyramide est composé de précieuses sources de protéines avec une densité énergétique faible ou moyenne, avec peu ou pas de glucides, telles que les viandes, poissons, produits laitiers et œufs.

Il est recommandé de consommer 3 portions de produits laitiers naturels par jour et du poisson trois fois par semaine.

Le NIVEAU 2 de la pyramide est composé des aliments ayant les mêmes caractéristiques que le niveau 1 mais avec des quantités de glucides relativement faibles ou modérées. Ils ont donc un effet glycémique faible à modéré.

Ils fournissent des protéines et de bons acides gras.

Quelques exemples pour ce groupe peuvent être : le fromage, les noix, les avocats et les olives.

Les légumineuses et les fruits plus riches en sucre comme les bananes et les raisins font également partie de ce groupe.

Le NIVEAU 3 de la pyramide est composé d'aliments avec une teneur en glucides moyenne à élevée. Leur action sur la glycémie et l'insuline est donc moyenne ou forte.

La plupart de ces aliments fournissent beaucoup de fibres et leur degré de transformation et leur densité énergétique varient.

SI vous voulez perdre du poids, les aliments comme le pain, les céréales ou les fruits secs (qui ont une densité énergétique élevée en raison de leur faible teneur en eau) doivent donc être moins consommés.

Voici quelques exemples d'aliments pour le niveau 3 : les pommes de terre, les patates douces, le maïs, les flocons d'avoine, les fruits secs, les produits à base de céréales complètes.

Le NIVEAU 4 de la pyramide est composé d'aliments fortement transformés et ne devraient donc être consommés que très rarement, car ils sont très riches en calories et n'apportent pratiquement aucun nutriments. Ils contiennent généralement beaucoup de glucides et favorisent par conséquent de fortes réactions de glycémie et d'insuline.

Voici quelques exemples d'aliments typiques du niveau 4 : les pizzas, les frites, les aliments à base de farine blanche comme le pain blanc, les pâtes à base de farine blanche, le riz blanc et les gâteaux.

Au SOMMET de la pyramide se trouve le sucre, les sucreries et les autres édulcorants.

Ils ne doivent être consommés qu'avec parcimonie et de manière ciblée. Ils ne fournissent aucun nutriment, mais beaucoup de calories et déclenchent de fortes réactions de glycémie et d'insuline.

Les exemples sont : le sucre brun et blanc, les sirops (érable...), le miel...

Certains aliments tels que les graisses et les huiles ont beaucoup de calories. Si elles se trouvaient dans la pyramide, elles seraient à tort tout en haut de la pyramide. C'est pourquoi elles sont en dehors de la pyramide.

Elles font partie intégrante de chaque repas et peuvent être utilisées généreusement dans le cadre de l'alimentation LOGI (Il faut quand même ne pas en abuser si vous voulez perdre du poids).

L'huile d'olive, le beurre et l'huile de coco devraient être préférés aux huiles végétales comme celles de tournesol, de colza et aux autres graisses comme la margarine.

ET LE VÉGÉTARIEN DANS TOUT ÇA ?

Dans l'alimentation LOGI, la viande et le poisson occupent une place importante.

Mais la méthode LOGI convient également aux personnes qui sont végétariennes (quelles que soient leurs raisons).

La variante végétarienne profite surtout à ceux qui doivent lutter contre des kilos superflus, souffrent de troubles du métabolisme ou qui ont déjà une maladie comme le diabète de type 2.

En misant davantage sur les légumes, les fruits, une sélection de bonnes graisses et des sources de protéines de qualité pour compenser l'absence de viande et poisson, cela ouvre un énorme potentiel pour la santé.

La pyramide ovo-lacto-végétarienne LOGI

La pyramide LOGI est également utilisée dans le cadre d'une alimentation LOGI ovo-lacto-végétarienne (qui ne mange pas de viande ni de poisson mais consomme des œufs et des produits laitiers).

Au niveau 1, les œufs, le lait et les produits laitiers, les légumineuses, les produits à base de soja ou les noix sont des sources de protéines au choix. Afin de bénéficier d'un apport suffisant en acides aminés essentiels, il convient de varier les sources.

POURQUOI L'ALIMENTATION LOGI FONCTIONNE-T-ELLE

Un certain nombre d'études scientifiques ont démontré que manger selon la méthode LOGI est profitable lorsqu'on veut perdre du poids. Même sans compter les calories que l'on mange, ou même peser et mesurer les aliments, le nombre de calories absorbé se stabilise entre 1 400 et 1 800 kilocalories par jour, et atteint ainsi un déficit calorique. Pour que cela fonctionne, quelques principes de base sont à respecter :

C'est simple comme bonjour

Si vous souhaitez vous alimenter selon la méthode LOGI, elle est facile à mettre en œuvre partout - et sans compter les calories ni peser ce qu'il y a dans votre assiette. Vous avez ainsi plus de chances de ne pas abandonner. Cette alimentation est également idéale pour adopter un mode de vie sain sur le long terme.

Manger des aliments naturels et riches en goût

La méthode LOGI mise sur des aliments naturels et peu transformés. Un repas LOGI est toujours délicieux, car les graisses et les huiles de haute qualité sont généreusement utilisées comme amplificateur de goût.

Manger à sa faim de façon intelligente

La méthode LOGI réunit dans votre assiette des fibres, des protéines et un grand volume d'aliments qui assurent une bonne satiété et une satiété durable... Vous mangez donc automatiquement moins et n'avez plus besoin de grignoter entre les repas.

Améliorer sa sensibilité à l'insuline

Avec un maximum de 130 grammes de glucides par jour, manger selon la méthode LOGI améliore le métabolisme des personnes souffrant de résistance à l'insuline. Grâce à la réduction ciblée des graisses au niveau du ventre et des organes, la sensibilité à l'insuline augmente à nouveau, ce qui améliore la santé.

Préserver sa masse musculaire

Les régimes hypocaloriques classiques apportent peu de protéines, ce qui entraîne ainsi une perte de la masse musculaire. Or, cela n'est pas bon du tout, car une masse musculaire réduite entraîne une baisse plus importante de la consommation d'énergie et détériore la sensibilité à l'insuline. La méthode LOGI prévoit une alimentation à base de protéines, ce qui permet de préserver ses muscles.

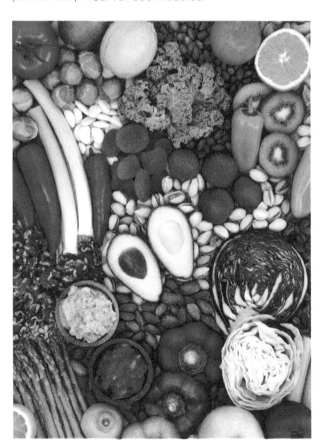

COMMENT MANGER SELON LA MÉTHODE LOGI

AVANT DE COMMENCER

ÉCRIVEZ VOS « POURQUOI »

Tout début est difficile. On ne sait jamais vraiment par quoi commencer et au bout de quelques semaines, la motivation diminue et on retombe dans les vieilles habitudes.

Alors au lieu de foncer tête baissée, prenez une feuille de papier et un stylo et asseyez-vous deux minutes pour écrire la raison pour laquelle vous voulez entreprendre cette nouvelle aventure.

Voulez-vous vous sentir mieux dans votre peau ? Rentrer dans votre nouvelle robe/nouveau maillot de bain ? Avoir une meilleure santé ?

Même une perte de poids pour rentrer dans son nouveau pantalon... est une bonne raison. Peu importe votre motivation,vous devez en prendre conscience.

Écrivez ensuite pourquoi perdre du poids va changer votre vie !

Avoir plus d'énergie pour jouer avec vos enfants, être capable de tomber enceinte... Plus vous êtes excité et motivé par vos « pourquoi », plus votre motivation durera.

Après avoir transformé vos « pourquoi » en affirmations : « Je suis capable de... (perdre du poids et rester motivé pour pouvoir jouer avec mes enfants...) », collez ces affirmations un peu partout pour pouvoir les lire souvent et ainsi rester motivé.

Il est difficile, voire impossible, de rester motivé tout le temps.

Si vous détestez les légumes par exemple, essayez d'en trouver certains que vous aimez et, pour ceux que vous détestez vraiment, cuisinez-les en soupe ou dans un smoothie.

FIXEZ-VOUS DES OBJECTIFS

Fixez-vous des objectifs à long terme comme par exemple : perdre 50 kilos en tout. Mais aussi des buts à court terme.

Attention, vos buts doivent être réalistes.

Perdre 50 kilos en 1 mois n'est pas réaliste. Perdre 50 kilos en 1 an peut l'être.

Perdre 1 ou 2 kilos par mois est un objectif raisonnable.

Si vos buts ne sont pas réalistes, vous ne les atteindrez jamais et vous vous découragerez très vite !

RESTEZ POSITIF(VE) !

Restez positif(ve) !

Je ne sais pas vous mais en ce qui me concerne, lorsque l'on me donne des ordres, je fais le contraire !

L'être humain est par nature rebelle.

Remarquez-vous la différence entre « je dois arrêter de manger des bonbons » et « je veux arrêter de manger des bonbons » ?

Laquelle de ces 2 phrases êtes-vous plus susceptible de suivre ?

Là encore les phrases comportant « je veux... » nous emmène plus loin.

Tenez un journal de réussites

Chaque soir, prenez le temps de passer en revue et d'écrire pourquoi vous êtes fier de vous aujourd'hui.

Vous avez résisté à la tentation de manger un 2ème carré de chocolat ?

Vous avez fait 5 minutes de sport ?

Vous avez perdu 500g ?

Qu'elle soit petite ou grosse, notez votre réussite !

IL EST TEMPS DE PASSER À L'ACTION!

RANGEZ VOTRE CUISINE ET VOS CACHETTES SECRÈTES

Soyons honnête, il est beaucoup plus facile de ne pas manger de bonbons, sucreries ou autres, si nous n'en avons pas à portée de main.

Par contre, essayez de ne pas craquer quand vous savez que le pot de pâte à tartiner vous attend bien au chaud dans votre placard !

En ce qui me concerne, je résiste 10 minutes, ensuite je craque et je mange la moitié du pot !

Voilà pourquoi il est primordial de débarrasser votre cuisine et tous les endroits où peuvent se trouver les aliments à indice glycémique élevé.

TROUVEZ VOUS DES ALLIÉS

Trouvez-vous des alliés avec lesquels vous pourrez lutter ensemble contre les kilos superflus. Que ce soit pour vous donner des idées de recettes, ou vous motiver mutuellement, ou faire du sport ensemble.

Essayez d'embarquer votre conjoint(e) dans votre nouvelle aventure. Cela sera plus facile de vous motiver à changer votre alimentation.

Mais il existe également quelques groupes LOGI sur Facebook par exemple, auxquels vous pouvez vous joindre.

PRENEZ LE TEMPS DE CUISINER

Des études ont montré que la fréquence à laquelle nous mangeons hors de chez nous (cantine du travail, fast food ...) est directement liée à notre prise de poids.

De plus, certaines études ont montré que notre consommation de fruits et légumes diminue car nous mangeons plus souvent à l'extérieur.

En revanche, ceux qui se mettent eux-mêmes aux fourneaux et préparent leurs repas avec des ingrédients frais se nourrissent plus sainement.

Mais comme je l'ai déjà expliqué au début de ce livre, le temps (et l'envie) nous manque.

Pourtant de petites astuces peuvent nous aider :

- préparer de plus grandes quantités. Soupes de légumes, currys, gratins, boulettes de viande... de nombreux plats peuvent être dégustés froids ou réchauffés le lendemain. Vous pouvez également les congeler et les utiliser pour des repas sains les jours où vous n'avez pas le temps de cuisiner.

- préparer vos repas de la semaine le weekend. Ainsi vous n'aurez plus qu'à les réchauffer ou à les décongeler.

PLANIFIEZ VOTRE MENU DE LA SEMAINE

Vous est-il déjà arrivé d'ouvrir votre frigo et même si ce dernier est plein, vous ne savez toujours pas quoi faire à manger ? Et donc comme solution de secours, vous faites cuire des pâtes.

Pour éviter de tomber dans ce piège, prenez le temps de faire un menu pour la semaine.

Ainsi, il vous suffira de le regarder et de choisir le plat que vous voulez et de le préparer.

Préparer ses repas à l'avance est aussi un excellent moyen de ne pas tomber dans le « piège des pâtes ».

UTILISEZ DES PRODUITS DE CONVENANCE

Le terme « produit de convenance » est souvent associé à des plats préparés malsains comme la pizza ou les pâtes, qu'il suffit de mettre au four ou de réchauffer dans la casserole.

Mais il existe d'autres produits prêts à l'emploi. Certains aliments sont seulement prêts à cuisiner, c'est-à-dire qu'ils ne sont pas cuisinés. Les produits sont laissés à l'état naturel. Il s'agit par exemple de produits surgelés comme les légumes non assaisonnés, les fruits non sucrés et le poisson naturel. Les aliments avec ce niveau de transformation sont donc tout à fait recommandables. Les fruits et légumes surgelés sont même souvent une meilleure alternative aux produits supposés frais.

FAITES LA DIFFÉRENCE ENTRE L'INDICE GLYCÉMIQUE ET LA CHARGE GLYCÉMIQUE

J'ai expliqué précédemment que l'indice glycémique est la capacité d'un aliment à faire augmenter votre glycémie plus ou moins rapidement.

Les calculs sont faits avec une base de 50 g de glucides.

Cependant, 50 g de glucides ne veut pas dire 50 g d'aliments.

Certains aliments comme le citron ou les mûres n'ont que 5g de glucides pour 100g.

En revanche, les bananes contiennent 20 g de glucides pour 100 g de bananes.

Il est donc plus réaliste d'utiliser ce qu'on appelle la « charge glycémique ».

C'est le Dr Walter Willet, de l'université de Harvard, qui a créé la charge glycémique, qui calcule la qualité et la quantité de glucides d'un repas.

La charge glycémique repose sur l'idée qu'un aliment à indice glycémique élevé (comme le sucre ou les pâtes) consommé en petites quantités produit une réponse glycémique similaire à celle produite par des aliments à faible indice glycémique.

C'est un outil beaucoup plus utile au quotidien. Il permet d'avoir plus de choix alimentaires que ne le fait l'indice glycémique seul.

Il ne faut pas non plus regarder juste la charge glycémique d'un aliment, mais la charge glycémique du repas dans son ensemble.

C'est donc une bonne nouvelle ! Nous ne sommes pas obligés de nous priver de pâtes, de pizzas...

Nous pouvons en manger en petite quantité avec de préférence une salade à côté.

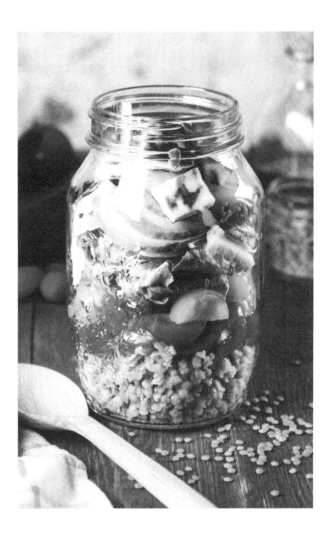

MOINS MANGER DE GLUCIDES C'EST POSSIBLE

Comme on vient de le voir, il est possible de manger des aliments à indice glycémique élevé s'ils sont accompagnés de légumes, viandes...

Mais bien entendu, le mieux est quand même de les éviter.

Il existe pour cela des alternatives à certains de nos glucides préférés !

LES ALTERNATIVES AUX PÂTES ET AU RIZ

- **Spaghettis de légumes**

  Les spaghettis de légumes sont sans doute la forme la plus saine et la plus naturelle de pâtes low-carb. Les zoodles à base de courgettes (pâtes de courgettes) sont une des formes les plus répandues. Mais il est aussi possible de faire ses « pâtes » à base de choux-raves, carottes, betteraves rouges... Selon le type de légume, ils fournissent entre 2 et 8 grammes de glucides pour 100 grammes.

- **Les nouilles de konjac et riz de konjac**

  Les nouilles ou le riz de konjac sont fabriqués à partir de la racine de konjac, originaire d'Asie orientale, et sont les alternatives les plus pauvres en glucides au riz et aux pâtes. Elles sont non seulement exemptes de glucides, mais également pauvres en calories. Il suffit de faire cuire brièvement les pâtes ou le riz dans une sauce tomate par exemple. De par leur consistance, les produits à base de konjac restent plutôt fermes.

- **Les nouilles à base de légumineuses**

  Les pâtes de lentilles, de pois et de pois chiches sont un tout petit peu plus pauvres en glucides par rapport aux pâtes de blé. Elles fournissent par contre presque deux fois plus de fibres et

de protéines que les pâtes traditionnelles. Elles ont donc un bien meilleur effet rassasiant. On en mange donc beaucoup moins. Les pâtes à base de soja, comme les spaghettis de soja ou les pâtes d'edamame (à base de fèves de soja immatures), entrent également dans la catégorie des légumineuses. Comparées aux pâtes de lentilles et autres, elles contiennent deux fois plus de protéines et de fibres et seulement environ 15 grammes de glucides. Elles sont donc une meilleure alternative que celles de lentilles...

- **Le riz de chou-fleur**

  Le pendant des pâtes aux légumes est le riz de chou-fleur. Il suffit de râper finement le chou-fleur (cru et frais) et de le remplacer en partie ou entièrement comme substitut au riz.

LES ALTERNATIVES À LA PIZZA

Voici des idées de délicieuses alternatives à la pâte à pizza qui peuvent être préparées, mais avec moins de glucides :

- Faites cuire une omelette et garnissez-la. Puis faites la gratiner quelques minutes au four.

- Préparez une pâte à pizza au chou-fleur avec du chou-fleur râpé, des œufs et du fromage.

LES ALTERNATIVES À LA FARINE DE BLÉ

Les farines de céréales comme la farine de blé sont très riches en glucides. Elles contiennent environ 70 grammes de glucides pour 100 grammes. Elles ne conviennent donc pas du tout à une alimentation LOGI.

Il existe en revanche des alternatives plus appropriées.

- **Farines de fruits oléagineux**

  Les farines de noix les plus courantes sont la farine d'amande et la farine de coco.

  Attention la farine d'amande a besoin de plus de liquide.

  Elle convient pour la confection de gâteaux, de crêpes, de pizzas, de pains, etc.

  Si vous cuisinez avec de la farine de coco, vous pouvez en utiliser 35 à 40 grammes au lieu de 100 grammes de farine « normale ».

  Il faut ajouter beaucoup de liquide. Les œufs conviennent comme liant, car ils contiennent également du liquide. En règle générale, il faut un œuf pour 30 à 40 grammes de farine de coco.

- **Farines de légumineuses**

  Les farines de lentilles ou de pois chiches sont les plus connues. Ces deux farines ont de bonnes capacités de liaison. Vous pouvez les utiliser pour faire du pain, des pâtes, des pâtes à pizza, des gâteaux... Elles ne sont pas très pauvres en glucides, mais elles sont riches en fibres et en protéines, ce qui augmente leur degré de satiété.

- **Protéines en poudre**

  On peut utiliser la poudre de protéines pour tout : pas seulement pour les alternatives de repas comme les shakers, mais aussi pour les crêpes, les pizzas, les gâteaux...

  Attention, on ne peut pas faire de pâtisseries avec.

  Elles sont très appréciées dans le milieu du sport.

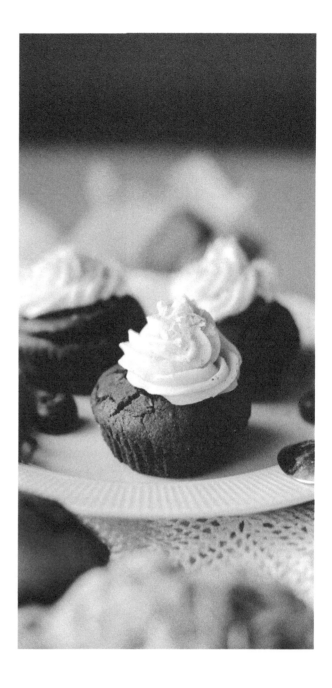

ASTUCES POUR POUVOIR MANGER DES GLUCIDES SANS REMORDS

Il est important de se rappeler que personne n'est parfait !

Donc si vous avez très envie de manger une pizza où que vous soyez, comme chez des amis, il existe quelques astuces pour pouvoir manger des glucides sans se sentir coupable.

UTILISEZ DU VINAIGRE

L'acidité affaiblit la réponse glycémique et insulinique après un repas contenant des glucides.

Il est important de penser à utiliser du vinaigre avant ou avec un repas contenant des féculents.

Mangez toujours votre pain ou votre baguette avec une salade bien assaisonnée de vinaigre ou de jus de citron.

L'astuce du vinaigre est très bénéfique pour les diabétiques et les personnes souffrant de résistance à l'insuline.

C'est l'acidité du vinaigre ou du citron qui favorise l'effet "antidiabétique".

Il augmente la sensibilité à l'insuline. Cela permet aux glucides d'être mieux absorbés par les cellules musculaires avec moins d'insuline, ce qui fait baisser le taux de glycémie

MANGEZ FROID (AVEC DE L'AMIDON RÉSISTANT)

Le pain congelé puis grillé, les pommes de terre ou les pâtes cuites puis refroidies - tous ces aliments riches en glucides ont un point commun.

Ils contiennent de l'amidon résistant, qui se forme à partir d'une partie de l'amidon digestible lors du processus de congélation ou de refroidissement.

L'amidon résistant n'est pas décomposé par nos enzymes digestives. Cela veut dire qu'il ne se décompose pas en glucides et n'entre donc pas dans le sang.

Il n'augmente donc pas notre glycémie et ne peut pas non plus être utilisé comme source d'énergie (kcal).

CELA NE SERT QU'À NOUS COUPER L'APPÉTIT.

Donc si vous voulez manger des pâtes, du riz, des pommes de terre ... : laissez les refroidir et mangez les en salade. Le mieux est encore de les assaisonner avec du vinaigre, car l'effet positif sur le taux de glycémie et d'insuline est encore plus efficace.

CHOISISSEZ BIEN VOTRE PAIN

Les meilleurs pains pour manger LOGI sont le pain au levain et le pain noir allemand (pumpernickel).

Les acides organiques formés par le processus de fermentation sont responsables de la réponse glycémique et insulinique moins élevée par rapport au pain blanc.

SI vous congelez le pain au préalable et que vous le faites légèrement griller après l'avoir décongelé, vous affaiblissez encore la réaction glycémique.

TOUT EST UNE QUESTION DE TIMING

Il vous est sûrement arrivé d'avoir vraiment très faim.

Et lorsque vous pouvez enfin manger, vous engloutissez absolument tout ce qui vous tombe sous la main.

Pour éviter cela, essayez de manger quand vous avez faim sans attendre que votre estomac ne crie famine.

Ayez aussi des encas sains à portée de main (dans votre sac, dans la voiture...) pour être paré à toute éventualité.

MANGER LOGI LORSQUE L'ON N'EST PAS CHEZ SOI

AU RESTAURANT

Pour certains d'entre nous, aller manger au restaurant est quelque chose de spécial et de ce fait, signifie « se faire plaisir ».

Rassurez-vous, il est tout à fait possible d'aller manger à l'extérieur et de quand même suivre la méthode LOGI, sans pour autant commander une salade.

Demandez à remplacer un ingrédient.

Le plat que vous avez choisi est accompagné de pâtes ou de riz ?

Il est tout à fait possible de demander au serveur si vous pouvez avoir des haricots verts (ou un autre légume) à la place.

C'est une solution facile et efficace.

Ne finissez pas votre assiette

De nos jours, les portions sont de plus en plus grosses. Si votre plat est accompagné de légumes et de riz par exemple, vous n'êtes pas obligé de manger tout votre riz.

Vous avez très envie de manger une entrée ? Pourquoi ne pas la commander et la partager ?

Ce dernier conseil vaut aussi pour le dessert !

CHEZ DES AMIS

Vous êtes invité à manger chez des amis ?

Là aussi, certaines astuces peuvent vous rendre la vie moins compliquée.

Demandez si vous pouvez apporter un plat comme le dessert par exemple. Comme cela, vous êtes sûr de ne pas manger un gâteau ou un autre dessert à indice glycémique élevé.

(Cela fera aussi très plaisir à votre hôte si vous apportez quelque chose.)

SI quelqu'un vous invite pour un barbecue, vous pouvez aussi amener une salade (verte, de pommes de terre froides, de pâtes ...)

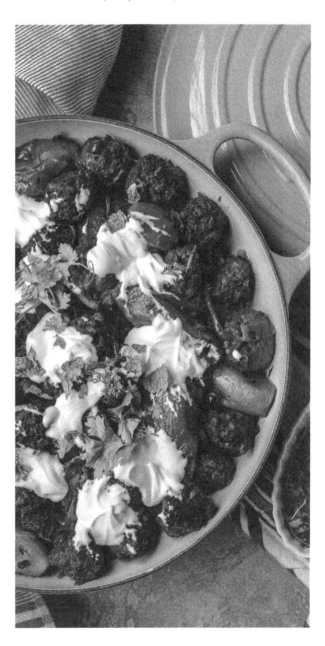

PARTAGER NOTRE NOUVELLE ALIMENTATION ET FAÇON DE VIVRE AVEC NOS PROCHES : LEURS RÉACTIONS

Iinternet est une invention fantastique.

Cela nous permet d'avoir accès à un nombre illimité de données.

Le problème est que parmi toutes ces informations, il est parfois très difficile de distinguer le vrai du faux.

Voici donc quelques mythes sur le LOGI.

LES ALIMENTS À INDICE GLYCÉMIQUE ÉLEVÉ FONT PRENDRE DU POIDS

La prise de poids est due à plusieurs raisons : l'excès de calories, la résistance à l'insuline, la diminution du métabolisme et les problèmes de santé.

Il est vrai que certains aliments dont l'indice glycémique est élevé sont plus caloriques, comme les frites.

Mais il est également vrai que certains aliments à faible indice glycémique sont riches en calories, comme l'huile.

Si votre objectif est de perdre du poids et de ne pas le reprendre, faites attention à la fois à la teneur en calories des aliments que vous consommez et à leur indice glycémique.

De même, si vous pouvez manger tous les aliments à faible indice glycémique que vous voulez, il faut quand même tenir compte des calories.

L'huile, les noix, les cacahuètes... ont un indice glycémique bas mais contiennent beaucoup de calories.

Même si vous choisissez des aliments à faible teneur en calories et à faible indice glycémique, vous devez faire attention à la quantité que vous mangez.

VOUS NE MANGEREZ PLUS JAMAIS DE POMMES DE TERRE

Oui c'est vrai que les pommes de terre ont un indice glycémique élevé.

Mais cela ne signifie pas que vous ne devez plus les manger.

Au lieu de renoncer aux pommes de terre, vous pouvez simplement manger davantage de légumes et réduire la part de pommes de terre. Tout est une question d'équilibre.

Par exemple, vous pouvez les faire cuire au four avec la peau et les manger avec du poulet ou du poisson et beaucoup de légumes à faible indice glycémique.

VOUS NE MANGEREZ PLUS JAMAIS D'ALIMENTS À INDICE GLYCÉMIQUE ÉLEVÉ

De plus l'indice glycémique n'est qu'1 élément à prendre en compte.

Il faut aussi tenir compte des vitamines, des minéraux, des fibres, des antioxydants, de la quantité totale de glucides, de la teneur en graisses, du type de graisse et du sodium.

Certains aliments à fort indice glycémique (comme le pop-corn), sont composés de céréales complètes, qui sont de bonnes sources de fibres et de vitamines.

Tout est une question d'équilibre.

Alors lorsque vous mangez un aliment à indice glycémique élevé, pensez à ajouter des cacahuètes pour un snack ; ou des protéines et des légumes pour un repas.

La quantité que vous consommez d'un aliment à fort indice glycémique est plus importante que la fréquence à laquelle vous le consommez.

Il faut donc faire attention à la taille des portions.

LES CAROTTES ET LA PASTÈQUE SONT DU SUCRE PUR

Les premiers tests effectués sur les carottes ont montré qu'elles avaient un indice glycémique très élevé.

Cependant, certains tests plus récents ont montré que les carottes ont un indice glycémique faible lorsqu'elles sont crues et plus élevé lorsqu'elles sont cuites.

Les carottes sont également riches en vitamine A, en vitamine C, en potassium et en fibres.

Il ne faut donc pas hésiter à les ajouter à n'importe quel repas, ou à les déguster comme encas.

De même, la pastèque a un indice glycémique très élevé. Mais comme elle contient de grandes quantités d'eau, il n'y a pas beaucoup de glucides disponibles dans une portion.

Elle donne donc une sensation de satiété pendant une longue période. La pastèque est également une bonne source de potassium, de vitamine A et de vitamine C.

LES ALIMENTS À INDICE GLYCÉMIQUE ÉLEVÉ NE FAVORISENT PAS LE DIABÈTE

Cela n'est vrai que pour le diabète de type 1 qui est une maladie auto-immune qui empêche la production d'insuline par le pancréas, ce qui élève la glycémie.

Contrairement au diabète de type 1, il est le résultat d'une combinaison complexe de facteurs dont la consommation d'aliments à fort indice glycémique, l'obésité et le manque d'exercice.

LES ALIMENTS À INDICE GLYCÉMIQUE BAS SONT TOUJOURS NUTRITIFS

Un aliment nutritif doit être riche en vitamines, minéraux, fibres, graisses essentielles et protéines. Beaucoup d'aliments à faible indice glycémique sont très nutritifs, car il s'agit souvent d'aliments complets comme les fruits, les légumes et les céréales complètes.

Certains aliments à indice glycémique bas, comme l'huile, ne remplissent pas les critères requis pour être considérés comme des aliments sains.

Ce n'est pas parce qu'un aliment a un faible indice glycémique qu'il est automatiquement considéré comme nutritif.

De même, certains aliments à indice glycémique élevé contiennent beaucoup de vitamines et de minéraux essentiels ; ils peuvent même être de bonnes sources de fibres.

Par exemple, de nombreuses céréales complètes ont un indice glycémique moyen à élevé. Mais elles constituent un excellent moyen d'augmenter votre apport en fibres et sont une bonne source de vitamines.

Ne considérez donc pas seulement l'indice glycémique des aliments que vous consommez.

LES ALIMENTS À FAIBLE INDICE GLYCÉMIQUE SONT TOUS PEU CALORIQUES

L'indice glycémique n'a rien à voir avec les calories.

L'huile ou même la glace sont de très bons exemples. Elles ont toutes deux des indices glycémiques faibles mais ont un nombre de calories important.

Choisir des aliments à indice glycémique bas et qui ont peu de calories est une excellente stratégie pour perdre du poids.

ET LE SPORT DANS TOUT ÇA ?

Adopter la méthode LOGI n'est pas seulement adapter son alimentation.

L'activité physique tient une place importante dans ce mode de vie.

Par activité physique, j'entends l'activité sportive (vélo, natation...) mais aussi, tous les mouvements du quotidien qui ne sont pas considérés comme du sport : les escaliers, le ménage, le jardinage ...

Peut-être avez-vous déjà entendu parler du terme NEAT ?

NEAT vient de l'anglais et est l'abréviation pour : Non Exercise Activity Thermogenesis. Ce qui signifie en français « thermogénèse liée aux activités non sportives ».

LA NEAT :

Il s'agit de tous les mouvements de la vie quotidienne, mais qui ne constituent pas un sport : être debout, se promener, faire ses courses, rire, faire le ménage et le jardinage... ainsi que les petits mouvements spontanés inconscients comme gesticuler avec les mains et les pieds en parlant, taper avec les doigts, ou même mâcher un chewing-gum.

De plus en plus d'études montrent que l'augmentation de la NEAT est une méthode prometteuse pour augmenter significativement la dépense énergétique, ce qui accélère la perte de poids et facilite son maintien.

La NEAT peut représenter jusqu'à 10 % du métabolisme de base chez les personnes ayant un mode de vie sédentaire.

De petits changements peuvent donc vous aider lorsqu'il s'agit de perdre du poids

Les stratégies

Pour les personnes qui ont des difficultés à faire du sport, l'augmentation des mouvements quotidiens peut être une méthode simple, facile à intégrer dans la vie quotidienne et efficace pour stimuler la dépense énergétique et ainsi augmenter le succès du régime.

Il est recommandé de consacrer environ 2,5 heures par jour à des mouvements quotidiens non sportifs.

Deux heures et demie peuvent paraître énormes. Mais avec un peu d'imagination et d'entraînement, cela est tout à fait faisable.

Voici quelques exemples :

- étirez-vous et dégourdissez-vous dès la sortie du lit

- restez debout lorsque vous vous brossez les dents

- descendez du bus un arrêt plus tôt et marchez le reste du trajet ou garez votre voiture plus loin

- levez-vous toutes les 30 minutes et dégourdissez-vous les jambes.

- prenez les escaliers plutôt que l'ascenseur

- marchez lorsque vous êtes au téléphone

- balancez vos jambes sous la table lorsque vous êtes assis(e).

- mâchez un chewing-gum

- faites votre repassage en regardant la télé

- levez-vous pendant les pubs et marchez jusqu'à ce que le film reprenne

- dansez pendant que vous vous brossez les dents

LE SPORT

Nos journées sont tellement bien remplies qu'il est très facile de ne pas faire de sport.

Ou bien cela n'est pas sur notre liste de priorité et nous reportons le sport au lendemain, au surlendemain...

Et de fil en aiguille, cela fait 1 ou 2 mois que nous n'avons pas fait de sport.

Le plus important, ici, est de créer une routine que vous garderez sur le long terme.

Donc ne vous fixez pas d'aller courir 1 heure tous les jours si :

1. Vous détestez courir

2. Vous n'avez pas le temps

Le mieux est de commencer petit et d'augmenter progressivement.

Commencez par regarder le planning de votre journée et voyez où vous pourriez intégrer 5 minutes de sport.

Voici quelques idées de sport facile à intégrer à votre quotidien :

- le yoga

- la danse

- les abdos (attention n'oubliez pas de muscler votre dos)

- le hula hoop

- la corde à sauter

- la marche

L'astuce consiste à penser à des activités que vous appréciez pour que vous puissiez les tenir sur le long terme.

(La marche, la danse et le yoga sont d'excellents moyens pour réduire le stress.)

Pour perdre efficacement du poids, le mieux est d'alterner des exercices cardiovasculaires et des exercices de musculation, car vous brûlez plus de calories et augmentez votre taux métabolique en même temps.

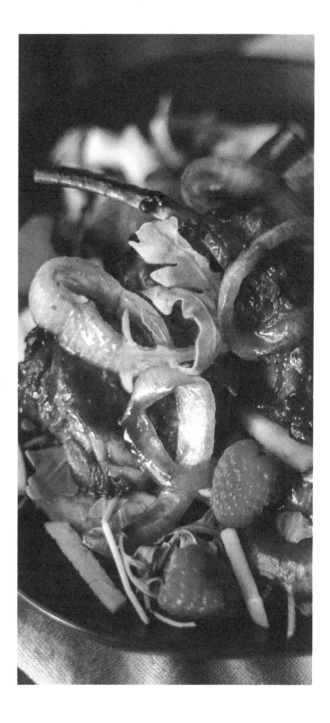

BONUS: 20 CONSEILS POUR TOUT FACILITER EN CUISINE

Dessaler, couper, conserver, nettoyer... Il y a tellement de choses à faire en cuisine que cela devient difficile, n'est-ce-pas ? Pour vous faciliter la vie, vous pouvez utiliser des astuces qui existent déjà et qui ont été testées par de nombreux cuisiniers, que ce soit des astuces de grand-mère ou de grand chef étoilé. Alors, comptez sur nous pour vous donner quelques conseils qui vont tout changer ! Voici 20 conseils pour faciliter la préparation de vos repas. Avec ces conseils, vos journées en cuisine ne seront plus jamais les mêmes, et vos invités seront épatés !

ASTUCES POUR FACILITER LA PHASE PRÉPARATOIRE

1. **Les Planches à découper :** Parce qu'elles sont très poreuses, les planches en bois ou en plastique peuvent accumuler des résidus alimentaires, même lorsqu'elles sont lavées avec les bons produits. Il vaut mieux donc utiliser les planches en verre qui ont un niveau d'hygiène élevé. Il suffit de les nettoyer avec du liquide vaisselle pour enlever toutes les bactéries. Elles peuvent être utilisées aussi bien pour découper de la viande que pour hacher des herbes !

2. **Bien choisir tes agrumes :** Plus la peau du citron et de l'orange est lisse, plus ils seront juteux. Par conséquent, il faut éviter d'acheter des citrons et des oranges à la peau très rugueuse. Il faut également qu'ils soient lourds et fermes avec une écorce fine et bien colorée.

3. **Peler l'ail :** Il existe plusieurs astuces pour peler une gousse d'ail. La façon la plus classique est d'utiliser un couteau. Pour ce, il faut couper les deux extrémités de la gousse d'ail (racine et tête) et ensuite, la mettre à plat sur une surface durement et l'écraser avec le plat du couteau. Une autre façon est de faire tremper la gousse d'ail dans de l'eau froide pendant dix minutes, en s'assurant qu'elle est bien submergée. Une fois sortie de l'eau, elle s'effeuillera facilement.

4. **Enlever la peau des cacahuètes :** Placez-les dans un moule et faites-les cuire au four à 180° C pendant 15 minutes. Ensuite sortez-les du four, laissez-les refroidir et frottez-les avec la paume de vos mains jusqu'à ce que toute la peau soit enlevée.

5. **Dessaler la morue :** Avant de profiter des joies de la morue, il faut la dessaler. Pour ce, il faut placer les morceaux ou flocons de ce poisson dans un bol, les recouvrir d'eau et les laisser macérer au réfrigérateur pendant au moins 24 heures voire 36 heures. Il ne faut pas oublier de changer l'eau 3 ou 4 fois pendant cette période en gardant la peau vers le haut. Il est également possible de remplacer l'eau par du lait au bout de 24 heures pour adoucir la chair et la rendre plus moelleuse. Il faut néanmoins faire attention de ne pas trop prolonger la période de dessalaison pour ne pas détremper la chair du poisson.

6. **Petit-lait :** Pour retirer le lactosérum de la crème il faut ajouter une cuillère à café de citron à un pot de crème liquide. Mélangez bien, laissez le pot au réfrigérateur pendant 1 heure, ensuite faites un petit trou au fond du pot et laissez égoutter le liquide.

7. **Copeaux de chocolat :** Pour bien les réussir, placez le chocolat au congélateur pendant une ou deux heures. Il sera plus facile de hacher ou râpez du chocolat glacé. Après avoir sorti le chocolat du congélateur, prenez la barre de chocolat avec du papier aluminium plié en deux, afin que le chocolat ne fonde pas à cause de la chaleur de vos doigts. Pour former les copeaux, utilisez un économe.

ASTUCES POUR CONSERVER DIFFÉRENTS ALIMENTS :

8. **Le Persil :** Pour garder le persil toujours vert et frais jusqu'à trois semaines, il faut le laver, l'égoutter, le placer dans un récipient avec un couvercle et le conserver au réfrigérateur. Il peut également être conservé au congélateur pendant

plusieurs semaines. Le plus important et de bien le sécher à l'aide d'une feuille absorbante après l'avoir lavé et ensuite le glisser dans un sac à congélation.

9. **Conserver les fraises** : Pour que les fraises restent fermes, il est conseiller de ne pas les laver avant de vouloir les manger. Si vous voulez les nettoyer avant de les mettre au réfrigérateur, il faut les placer, sans enlever les tiges, dans une solution d'eau et de vinaigre, bien les sécher et les conservez au réfrigérateur pendant une semaine au plus. Si les fraises vont être utilisées dans des smoothies, il faut les équeuter, les couper en deux et ensuite les glisser dans un sac à congélation.

10. **Oxydation** : Si vous utilisez des bananes ou des pommes crues dans tes recettes, pour éviter qu'elles noircissent après avoir été coupées, laissez-les dans un mélange d'eau avec du jus de citron, d'orange ou de pamplemousse pendant 5 minutes. Si vous ne voulez pas ajouter d'acidité à votre recette, optez pour un sirop de fruit.

11. **Tomates en conserve** : Pour éviter que le concentré de tomate ne moisisse après ouverture, il faut le retirer de la boîte de conserve et le conserver dans un récipient en verre. Pour le conserver plus longtemps, il faut verser un peu d'huile dessus et le réserver au réfrigérateur.

12. **Conserver des herbes** : Pour conserver des herbes fraiches, rincez-les à l'eau froide, égouttez-les et ensuite placez-les dans un bac à glaçons. Rajoutez-y de l'huile d'olive et placez-les au congélateur. Elles garderont leurs arômes pendant plusieurs semaines. Avant de les utiliser, faites fondre un ou deux glaçons dans une poêle.

ASTUCES POUR AMÉLIORER VOS PLATS :

13. **Gratin croustillant** : Il est possible de donner une surface plus croustillante aux gratins en mélangeant un peu de chapelure avec du parmesan râpé. Il est également possible d'ajouter des noix hachées ou encore des graines de tournesol et de sésame.

14. **Pâtes Al dente** : Pour savoir si les pâtes sont cuites al dente, goûtez-les et vérifiez si elles sont molles mais fermes. Le centre ne doit pas être très dur et avoir le goût des pâtes crues. Il y a plusieurs petites astuces pour savoir si elles sont

bien cuites. La première astuce est de pincer les pâtes entre les doigts, si elles ne se cassent pas facilement, mais finissent par se casser, elles sont al dente. Une autre astuce est d'en prélever une de l'eau, la couper en deux, s'il y a un petit point au cœur de couleur plus clair que le reste, cela indique une cuisson parfaite.

15. **Rattraper plat trop salé** : Si vous avez mis trop de sel lors de l'assaisonnement d'un plat, que ce soit une purée de pommes de terre, des pâtes, des sauces, ajoutez un peu de crème ou lait de coco à la préparation et mélangez-le bien à feu doux. Vous pouvez également ajouter un peu de sucre ou de miel à votre préparation.

16. **Haricots Blancs** : Pour que le bouillon de haricots blanc soit plus épais, retirez quelques haricots, écrasez-les à la fourchette et remettez-les dans la casserole en remuant jusqu'à l'obtention de la consistance désirée pour le bouillon.

17. **Riz** : Il est indispensable de bien rincer le riz avant de le cuire pour éliminer l'excès d'amidon. Il faut ensuite ajouter la quantité d'eau adéquate pour cuire la quantité de riz. Il est important de ne pas soulever le couvercle et de ne pas remuer pendant la cuisson. Pour obtenir un riz plus blanc et plus moelleux, ajoute quelques gouttes de jus de citron à l'eau de cuisson.

18. **Sauce tomate** : Pour diminuer l'acidité de la sauce tomate il faut y ajouter une pincée de sucre en fin de cuisson. Pour une option plus diététique, vous pouvez ajouter et laisser mijoter dans la sauce une carotte entière ou une datte, qui sont naturellement sucrée.

19. **Porc** : Pour rendre la viande plus tendre, saupoudrez la viande de bicarbonate de soude et placez-la au réfrigérateur pendant 30 minutes. Une fois reposée, rincez la viande pour éliminer le bicarbonate de soude et essuyez-la bien pour enlever toute l'humidité. Pour que la viande de porc soit bien dorée, ajoutez une cuillère à soupe de sucre ou de cassonade à l'huile de friture.

20. **Le yaourt nature** : Il peut être une alternative saine dans n'importe quelle recette pour remplacer la crème. Il est riche en protéine, calcium et en vitamines. Il peut être utilisé dans de nombreuses recettes salées comme sucrées, que ce soit un cheesecake, quiche, smoothie, rillettes, etc.

Voilà ! Vous avez maintenant les astuces les plus importantes pour faciliter votre vie en cuisine. Vous allez pouvoir préparer tous vos plats favoris d'une manière plus facile et plus efficace.

CONCLUSION

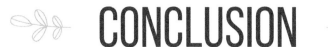

Que vous soyez en bonne santé ou que vous ayez des problèmes ou des antécédents familiaux, le régime à faible indice glycémique convient et s'adapte à tout le monde. Bien qu'utilisé à l'origine pour le diabète et les troubles de la résistance à l'insuline, l'indice glycémique est aujourd'hui de plus en plus étudié pour ses effets positifs sur la santé en générale.

En plus d'aider à gérer certains problèmes de santé, un régime à indice glycémique bas aide à prévenir certaines maladies.

En apportant de petits changements à votre mode de vie il devient facile d'éviter les maladies chroniques telles que

- les cancers (colon ...)

- la résistance à l'insuline

- le diabète de type 2

- le syndrome des ovaires polykystiques

- l'hypothyroïdie

- les problèmes cardio-vasculaires

Quelles que soient les raisons qui vous poussent à vouloir adopter ce changement alimentaire, je vous souhaite beaucoup de plaisir et de réussite !

MERCI

En guise d'au revoir, je tiens à vous remercier d'avoir acheté mon guide.

Je sais que vous pouviez choisir parmi des dizaines de livres, mais vous avez décidé de donner une chance au mien.

Donc, un grand merci d'avoir téléchargé mon livre et de l'avoir lu jusqu'à la fin.

Maintenant je voudrais vous demander une "petite" faveur. Pourriez-vous prendre une minute ou deux et me laissez un commentaire sur Amazon ?

Vos remarques m'aideront à écrire davantage de livres électroniques afin de vous donner, à vous et à d'autres lecteurs, de bons conseils. Et si vous avez aimé mon livre, s'il vous plaît, faites le moi savoir.

LES PETITS DÉJEUNERS

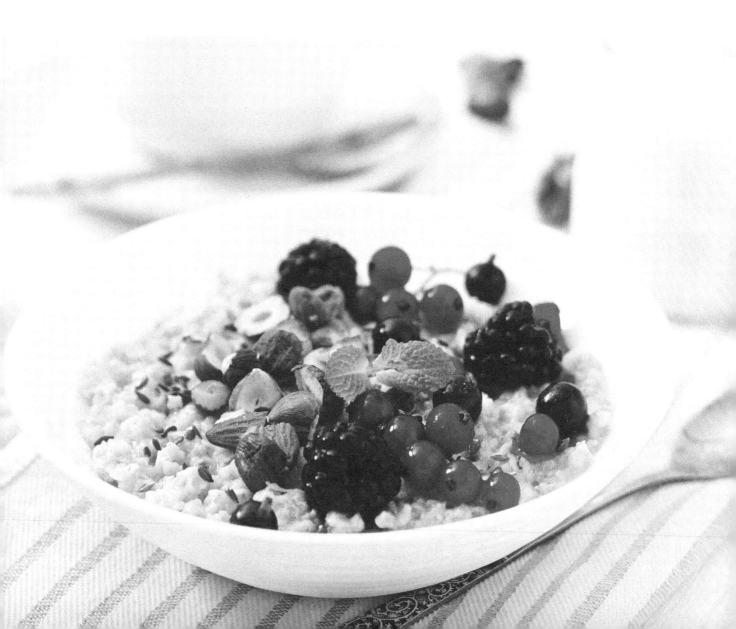

OMELETTE FOURRÉE AUX ÉPINARDS ET AU FROMAGE

INGRÉDIENTS

(pour 2 omelettes)

4	œufs
1	cuillère à soupe de lait
1	cuillère à soupe de beurre
300 g	d'épinards en branches nettoyés (ou surgelés)
1/2	oignon
1/2	gousse d'ail
1	cuillère à café d'huile
75 g	de fromage frais aux herbes

PRÉPARATION

1. Battez les œufs avec le lait et le sel. Faites fondre ½ cuillère à soupe de beurre dans une poêle.

2. Versez-y la moitié du mélange d'œufs et faites cuire à feu doux. Mélangez de temps en temps. Une fois cuite, gardez-la au chaud. Cuisez l'autre moitié du mélange d'œufs de la même manière.

3. Pendant ce temps, lavez les épinards frais et égouttez-les. Si vous avez opté pour des épinards congelés, décongelez-les selon les instructions.

4. Épluchez l'oignon et l'ail, coupez la moitié de ces deux ingrédients en dés. Faites chauffer l'huile et faites-y revenir les dés d'oignon et d'ail jusqu'à ce qu'ils deviennent translucides. Ajoutez les épinards et faites-les cuire. Ajoutez le fromage frais. Assaisonnez le tout avec du sel et du poivre.

5. Sur la moitié de chaque omelette, ajoutez un peu du mélange d' épinards, repliez et servez immédiatement.

UNE PORTION APPORTE: DE LIPIDES: **56G** • DE GLUCIDES: **5G** • DE PROTÉINES: **25G**

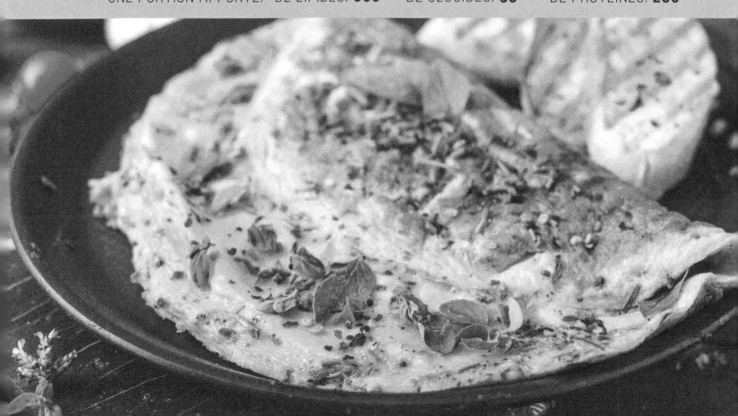

OMELETTE MOUSSEUSE

UNE PORTION APPORTE: DE LIPIDES: **33G** • DE GLUCIDES: **1.5G** • DE PROTÉINES: **23G**

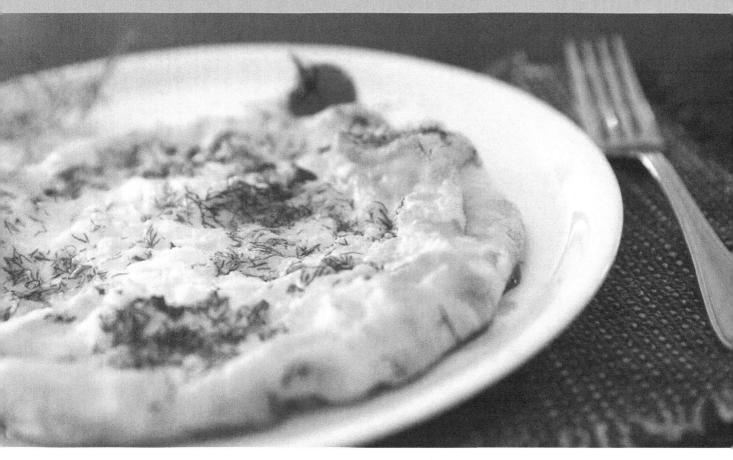

INGRÉDIENTS

(pour 2 omelettes)

3	œufs
50 g	de crème fraîche
60 g	de parmesan râpé
	sel, poivre, un peu de noix de muscade
10 g	de beurre

PRÉPARATION

1. Préchauffez le four à 120 °C.

2. Séparez soigneusement les œufs. Mélangez les jaunes d'œufs avec la crème et le fromage. Assaisonnez de sel, de poivre et de muscade.

3. Battez les blancs en neige vigoureusement. Ajoutez-les délicatement au mélange de jaunes d'œufs. Faites fondre le beurre dans une poêle antiadhésive. Versez-y le mélange d'omelette et faites cuire à couvert et à feu doux environ 5 minutes.

4. Mettez la poêle dans le four chaud et terminez la cuisson de l'omelette. Renversez l'omelette dans une assiette. Servez immédiatement.

SHAKE À LA POIRE ET AU KÉFIR

UNE PORTION APPORTE: DE LIPIDES: **7G** • DE GLUCIDES: **26G** • DE PROTÉINES: **7G**

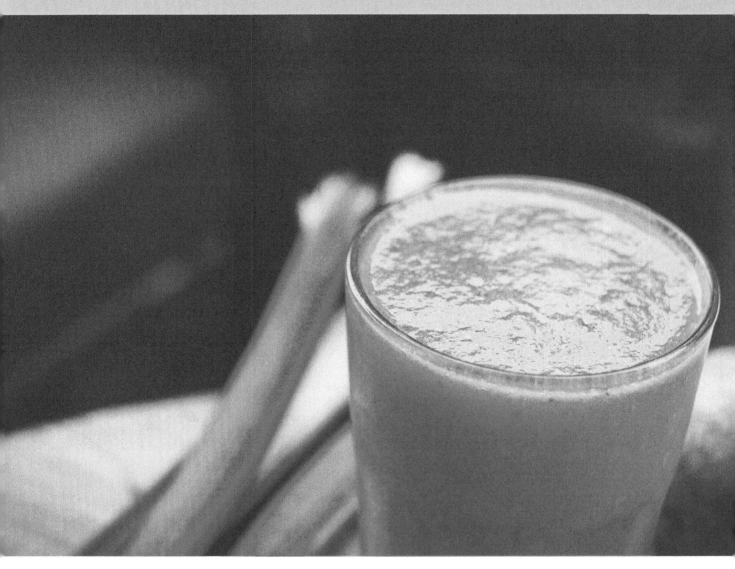

INGRÉDIENTS
(pour 2 verres)

1	poire mûre et tendre
150 g	de kéfir
40 ml	de lait
1	cuillère à café de jus d'argousier

PRÉPARATION

1. Lavez la poire, épluchez-la et coupez-la en petits cubes. Réduisez-la en purée fine et ajoutez le kéfir, le lait et le jus d'argousier.

2. Mixez le tout finement.

MUESLI AUX FRAISES ET À LA NOIX DE COCO

INGRÉDIENTS

(pour 1 portion)

40 g	de flocons de soja
20 g	de graines de tournesol
10 g	de graines de lin
100 ml	de lait entier (3,8% de matières grasses)
60 g	de lait de coco
500 g	de fraises fraîches
1	banane (pelée pèse environ 100 g)

CONSEILS

Vous pouvez toujours varier le muesli en utilisant différents fruits. Des alternatives savoureuses sont, par exemple, la mangue et la papaye ou les framboises et les groseilles.

PRÉPARATION

1. Mélangez les flocons de soja avec les graines de tournesol et les graines de lin dans un bol. Verser le lait et le lait de coco et bien mélanger. Laisser tremper 10 minutes.

2. Après 10 minutes, lavez soigneusement et coupez les fraises en quartiers. Pelez la banane, coupez-la en deux dans le sens de la longueur et coupez-la en tranches de la taille d'une bouchée.

3. Répartir le muesli dans deux bols. Déposer la moitié des fruits dessus et servir immédiatement le muesli.

VARIANTE VÉGÉTALIENNE

Remplacez le lait de vache par du lait végétal comme le lait de soja, d'avoine, d'amande ou de riz. La crème fouettée de soja, d'avoine ou de riz est également délicieuse. Essayez ce qui vous convient le mieux.

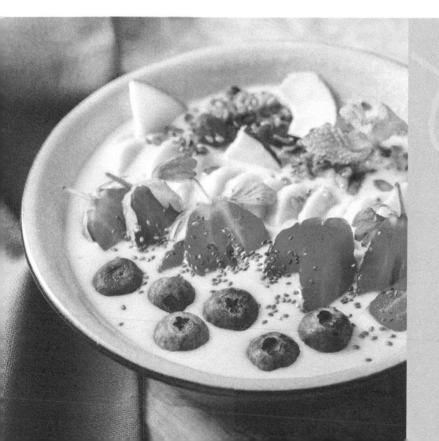

1 PORTION (405G) APPORTE

- CALORIES: **370KCAL**

- DE MATIÈRES GRASSES : **22G**

- DE GLUCIDES: **30G**

- DE PROTÉINES: **16G**

CE PLAT APPORTE
91KCAL POUR 100G

BOUILLIE DE NOIX À LA COMPOTE DE PRUNES

INGRÉDIENTS

(Pour la compote)

400 g	de prunes
1	anis étoilé
1	cuillère à soupe de miel

(Pour la muscade)

260 ml	de lait entier (3,8 % de matières grasses)
30 g	son d'avoine de
60 g	d'amandes en poudre
1	cuillère à soupe de miel

PRÉPARATION

1. Lavez les prunes, coupez-les en deux dans le sens de la longueur et dénoyautez-les. Coupez les prunes en quartiers et portez-les à ébullition dans une casserole avec la cannelle, la badiane et 50 ml d'eau. Portez à ébullition puis laissez mijoter doucement environ 5 minutes à feu doux et couvercle fermé. Remuez de temps en temps.

2. Pendant ce temps, portez le lait à ébullition dans une petite casserole à feu moyen-vif. Remuez de temps en temps. Une fois à ébullition, ajoutez le son d'avoine et les amandes en remuant. Laissez gonfler cette purée de noix dans la casserole à feu doux pendant 3-5 minutes en remuant.

3. Retirez le bâton de cannelle et l'anis étoilé de la compote de prunes. Incorporez le miel. Répartissez la purée de noix dans deux bols et garnissez-les chacun de la moitié de la compote de prunes.

CONSEILS

La compote de pommes ou de poires est également délicieuse avec une purée de noix. Pour cela, lavez 400 g de pommes ou de poires, découpez le cœur et coupez la chair en dés. Portez à ébullition avec 30 à 50 ml d'eau et laissez mijoter environ 5 minutes. Assaisonnez ensuite de miel et versez le tout sur la purée de noix.

1 capsule de cardamome mijotée donne à la compote de prunes un arôme particulier. Retirez-les avant de servir.1 capsule de cardamome mijotée donne à la compote de prunes un arôme particulier. Retirez-les avant de servir.

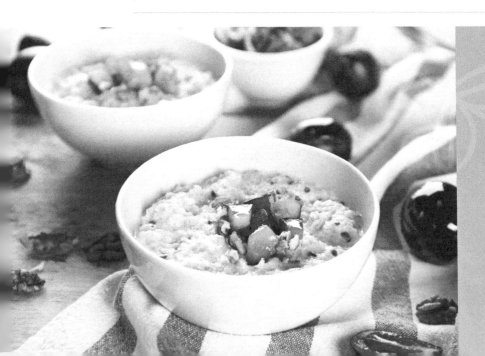

1 PORTION (323G) APPORTE

- CALORIES: **370KCAL**
- DE LIPIDES : **22G**
- DE GLUCIDES: **30G**
- DE PROTÉINES: **13G**

CE PLAT APPORTE
115KCAL POUR 100G

RICOTTA SUR LIT DE FIGUES

INGRÉDIENTS

20 g	de pignons de pin (ou des noix de Grenoble)
200 g	grammes de ricotta
4	figues (environ 260 g)
1	poire de taille moyenne (ex. Williams Christ, environ 250 g)
2	cuillères à café de miel

PRÉPARATION

1. Faites griller les pignons de pin dans une poêle antiadhésive sans matière grasse jusqu'à ce qu'ils soient parfumés. Disposez la moitié de la ricotta au centre d'une petite assiette. Saupoudrez avec la moitié des pignons de pin.

2. Lavez bien les figues, retirez les tiges et coupez chacune en 4 à 6 quartiers. Lavez la poire, retirez le pédoncule et le trognon et coupez la chair en fins quartiers. Disposez les tranches de poire et de figue en alternance autour des monticules de ricotta. Arrosez chacune d'une cuillère à café de miel.

CONSEILS

La ricotta est aussi bonne avec des oranges ! Pour ce faire, épluchez l'orange, y compris la peau blanche, et coupez-la en tranches. Une autre alternative est de servir la ricotta avec du melon miel.

VARIANTE VÉGÉTALIENNE

à la place de la ricotta, utilisez du yaourt au soja naturel. Utilisez des bols à céréales pour servir. Arrosez de sirop d'érable.

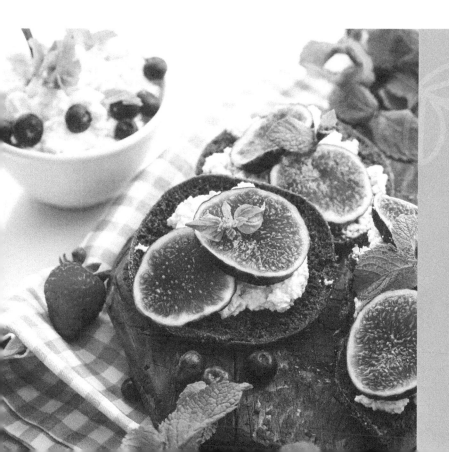

1 PORTION (335G) APPORTE

- CALORIES: **365KCAL**
- DE LIPIDES : **19G**
- DE GLUCIDES: **32G**
- DE PROTÉINES: **16G**

CE PLAT APPORTE
109KCAL POUR 100G

FROMAGE BLANC DE STYRIE

INGRÉDIENTS

300 g	de tomates cocktail
4	brins de basilic
400 g	de fromage cottage
2	cuillères à café d'huile de pépins de courge de Styrie
	Sel, poivre

PRÉPARATION

1. Lavez les tomates, séchez-les et coupez-les en quartiers. Rincez le basilic à l'eau froide, effeuillez-le et coupez-le en lanières. Incorporez les tomates et le basilic au fromage cottage. Assaisonnez avec du sel et du poivre. Répartissez le tout dans deux bols et arrosez chacun d'une cuillère à café d'huile de pépins de courge.

CONSEILS

au lieu des tomates, vous pouvez également mélangez des poivrons rouges au fromage cottage. Cela donne une saveur complètement différente mais tout aussi savoureuse !

VARIANTE VÉGÉTALIENNE

Ou essayez le fromage cottage bavarois. Lavez, coupez et râpez grossièrement ½ botte de radis. Mélangez avec 400 g de fromage blanc, salez, poivrez et parsemez de ciboulette ciselée. Ce fromage cottage se marie très bien avec des muffins au cheddar.

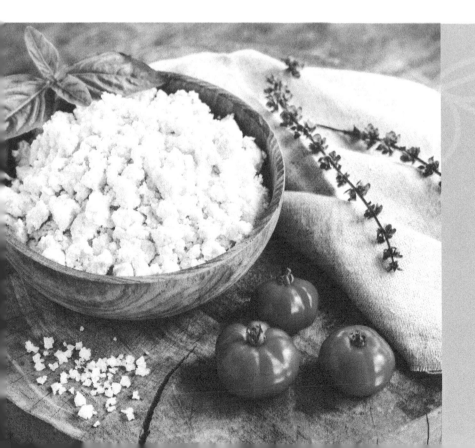

1 PORTION (366G) APPORTE

- CALORIES: **340KCAL**
- DE LIPIDES : **21G**
- DE GLUCIDES: **11G**
- DE PROTÉINES: **27G**

CE PLAT APPORTE **93KCAL POUR 100G**

MUFFINS AU CHEDDAR ET FROMAGE BLANC À LA TRUFFE

1 PORTION APPORTE • CALORIES : **560KCAL** • DE GLUCIDES : **16G**
DE LIPIDES : **43G** • DE PROTÉINES : **28G**

INGRÉDIENTS
(Pour 4 muffins au chedda)

100 g	de farine de pois chiche
½	sachet de levure chimique
40 g	de cheddar
1	œuf
4	gobelets en papier pour le moule à muffins

(Pour le caillé de truffes)

300 g	de fromage blanc faible en matières grasses
100	grammes de lait
2	cuillères à soupe d'huile d'olive à l'arôme de truffe
200 g	de tomates cocktail
3-4	brins de basilic frais

PRÉPARATION

1. Pour les muffins, mélangez la farine de pois chiche avec la levure chimique et incorporez 150 ml d'eau jusqu'à obtenir une consistance lisse. Laissez gonfler la pâte environ 10 minutes.

2. Pendant ce temps, râpez grossièrement le cheddar. Battez l'œuf avec le fouet du batteur à main jusqu'à obtenir une consistance mousseuse. Préchauffez le four à 180°C (160°C pour un four ventilé). Placez les caissettes en papier dans 4 puits d'un moule à muffins. Incorporez le fromage et l'œuf à la pâte de pois chiches. Répartissez la pâte uniformément dans les 4 caissettes en papier. Cuire au four (milieu) environ 50 minutes.

3. Pendant ce temps, préparez le fromage blanc truffé. Mélangez le fromage blanc avec le lait et l'huile de truffe dans un bol. Rincez le basilic à l'eau froide, effeuillez-le et coupez-le en fines lamelles en ne laissant que quelques feuilles pour la décoration. Lavez les tomates, essuyez-les et coupez-les finement. Incorporez les tomates et le basilic au fromage blanc. Disposez 2 muffins sur chacune des deux assiettes avec la moitié du fromage blanc. Garnissez de feuilles de basilic.

VARIANTE VÉGÉTARIENNE

Les muffins sont également délicieux sans arôme de fromage. Assaisonnez la pâte avec du romarin ou du thym et utilisez un substitut d'œuf végétalien.

CONSEILS

Vous pouvez aussi servir les muffins au cheddar avec du fromage cottage bavarois. Les muffins peuvent également être cuits et congelés à l'avance. Pour ce faire, triplez les quantités d'ingrédients indiquées et répartissez la pâte dans 12 caissettes en papier.

POMMES AU FOUR SUR FLOCONS D'AVOINE

INGRÉDIENTS

(pour 2 omelettes)

4	pommes douces (Fuji ou Gala) pelées, évidées et coupées en morceaux de 2,5 cm
½	tasse de jus de pomme
1	cuillère à café de cannelle

PRÉPARATION

1. Préchauffez le four à 177 °C.

2. Mélangez les pommes, le jus de pomme et la cannelle dans un bol jusqu'à ce que les pommes soient bien imprégnées. (Vous pouvez ajouter plus de cannelle selon votre goût.)

3. Versez le tout dans un moule en verre 8 x 8 et couvrez le moule avec du papier d'aluminium.

4. Cuire au four environ 40 minutes ou jusqu'à ce que les pommes soient tendres.

5. Servir sur des flocons d'avoine cuits.

UNE PORTION APPORTE: CHARGE GLYCÉMIQUE : **6** · CHOLESTÉROL: **0MG** · SEL: **1MG**
DE LIPIDES: **0 G** · CALORIES: **45KCAL: 0G** · DE GLUCIDES: **12G** · DE PROTÉINES: **0 G**

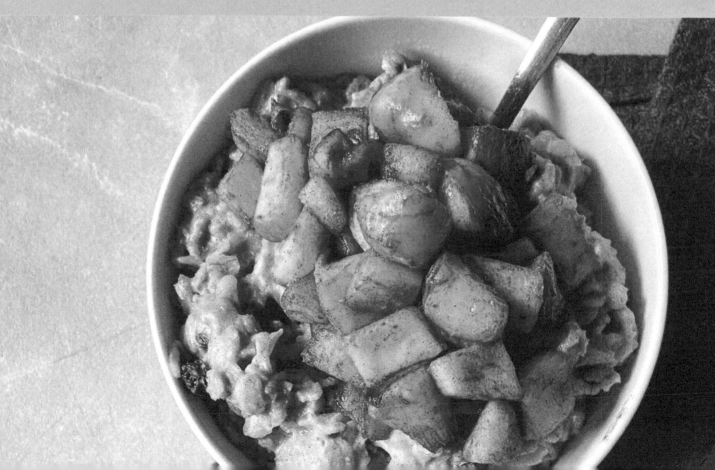

GRANOLA AUX AMANDES

INGRÉDIENTS

6	tasses de flocons d'avoine
1	tasse d'amandes argentées
1	cuillère à café de cannelle
1/3	tasse de miel
½	tasse d'huile de colza
1	cuillère à soupe d'extrait de vanille

PRÉPARATION

1. Préchauffez le four à 177°C.

2. Mélangez les flocons d'avoine, les amandes et la cannelle dans un grand bol, puis mettez le mélange de côté.

3. Mélangez le miel, l'huile de colza et l'extrait de vanille jusqu'à ce qu'il atteigne une consistance lisse. Ajoutez le mélange de miel au mélange d'avoine et remuez jusqu'à ce que le mélange soit bien homogène.

4. Versez le tout dans un plat de cuisson en verre de 13 x 9 graissé. Faites cuir au four pendant 40 minutes ou jusqu'à ce qu'il soit doré, en mélangeant toutes les 15 minutes pour que le granola cuise uniformément. Sortez le granola du four et laissez-le refroidir.

CONSEILS

les amandes, l'avoine et le miel sont des aliments à faible indice glycémique qui sont également connus pour aider à réduire le cholestérol. Cette recette de petit-déjeuner sain contient tous les ingrédients pour garder votre cœur fort et en bonne santé. Cela fait également un repas copieux. Assurez-vous de le conserver dans un récipient hermétique après qu'il ait refroidi afin qu'il reste sec et croustillant. Surveillez la taille de votre portion ! Un tiers de tasse est plus que suffisant.

UNE PORTION APPORTE: CHARGE GLYCÉMIQUE : FAIBLE • CHOLESTÉROL: **0MG** • SEL: **1MG**

DE LIPIDES: **0 G** • CALORIES: **158KCAL: 0G** • DE GLUCIDES: **18G** • DE PROTÉINES: **4 G**

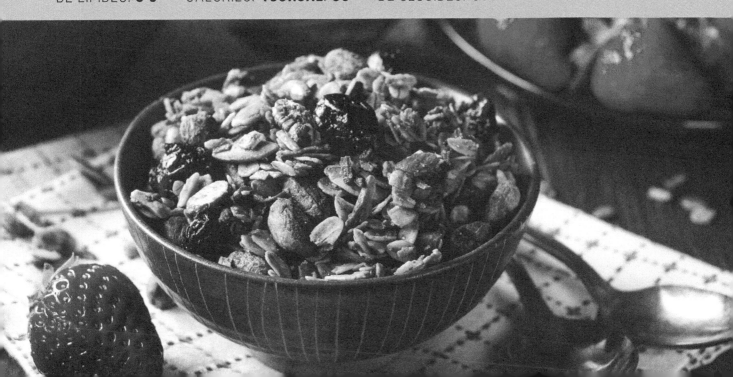

FRITTATA VÉGÉTARIENNE

1 PORTION APPORTE · CALORIES : **162KCAL** · DE GLUCIDES : **9G** · DE LIPIDES : **8G**
DE PROTÉINES : **15G** · SEL : **562G** · CHOLESTEROL : **165G** · CHARGE GLYCÉMIQUE : **0**

INGRÉDIENTS

1½	cuillère à café d'huile d'olive extra vierge
1	oignon jaune moyen haché
1	poivron jaune ou orange haché grossièrement
1	courgette moyenne hachée
2	tasses de feuilles d'épinards (emballées), déchirées en morceaux de 2,5 cm
3	gros œufs
6	gros blancs d'œufs
2	cuillères à soupe de lait écrémé
½	cuillère à café de sel
¼	cuillère à café de poivre noir moulu
1	cuillère à soupe de ciboulette fraîche hachée
28 g	de parmesan râpé
1	tasse de tomates cerises coupées en deux

PRÉPARATION

1. Préchauffez le four à 177°C.

2. Faites chauffer l'huile d'olive dans une poêle antiadhésive de 25 cm à feu moyen-vif. Ajoutez l'oignon jaune et le poivron ; faites sauter jusqu'à ce qu'ils soient dorés, environ 8 minutes. Ajoutez les courgettes ; faites sauter jusqu'à ce qu'elles soient tendres, environ 5 minutes. Ajoutez les épinards, remuez jusqu'à ce qu'ils ramollissent, environ 1 minute.

3. Graissez une cocotte en verre 8 x 8. Étalez le mélange de légumes sautés sur la surface du plat.

4. Mélangez au fouet les œufs, les blancs d'œufs, le lait, le sel et le poivre dans un bol moyen. Versez le mélange d'œufs sur les légumes chauds dans la cocotte et remuez doucement pour homogénéiser. Parsemez de ciboulette.

5. Faites cuire au four 35 minutes ou jusqu'à ce que le centre de la frittata commence à se raffermir. Sortez la frittata du four et saupoudrez de parmesan. Remettez la frittata au four et poursuivez la cuisson 5 minutes ou jusqu'à ce que la lame d'un couteau ressorte sèche.

6. Parsemez de tomates et de basilic.

VARIANTE VÉGÉTARIENNE

N'ayez pas peur d'essayer différents légumes. Ajoutez les restes de légumes et ajoutez ou remplacez certains par vos favoris. Il n'y a pas de règles fixes concernant ce que vous pouvez ajouter à votre Frittata végétarienne.

ŒUFS BROUILLÉS AU BASILIC, TOMATES ET FROMAGE DE CHÈVRE

INGRÉDIENTS

3	gros œufs
6	gros blancs d'œufs
1	grosse tomate épépinée et coupée en dés
¼	tasse de fromage de chèvre frais grossièrement émietté
¼	tasse d'oignons verts hachés
¼	tasse de basilic frais haché
1	cuillère à café de sel
½	cuillère à café de poivre noir moulu
3	cuillères à café de beurre
2	échalotes, hachées

PRÉPARATION

1. Fouettez les œufs et les blancs d'œufs dans un grand bol jusqu'à ce que le mélange soit homogène. Ajoutez la tomate, le fromage de chèvre, les oignons verts, le basilic, le sel et le poivre. Remuez

2. Faites fondre 1 cuillère à café de beurre dans une poêle antiadhésive de 30 cm à feu moyen. Ajoutez les échalotes et faites sauter 3 minutes.

3. Faites fondre les 2 cuillères à café de beurre restantes dans la poêle et ajoutez le mélange d'oeufs. Faites cuire 2 minutes sans remuer.

4. À l'aide d'une spatule ou d'une grande cuillère, raclez doucement le fond de la poêle afin de former des grumeaux jusqu'à ce qu'ils soient bien cuits mais tendres, environ 4 minutes.

--- VARIANTE ---

Si vous préférez, vous pouvez saupoudrer le fromage de chèvre après la cuisson des œufs. Le fromage va bien fondre sur les œufs.

--- REMARQUE ---

le fromage de chèvre est un fromage au goût très fort ; une petite quantité est donc plus que suffisante. Modérer la quantité vous évitera de rajouter trop de calories et matières grasses.

1 PORTION APPORTE

- CALORIES : **151KCAL**
- DE LIPIDES : **9G**
- SEL : **754G**
- CHARGE GLYCÉMIQUE : **0**
- DE GLUCIDES : **6G**
- DE PROTÉINES : **12G**
- CHOLESTEROL : **173MG**

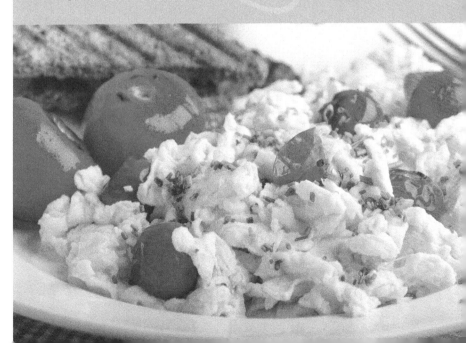

PANCAKES À LA NOIX DE COCO AVEC COMPOTE DE POMMES

UNE PORTION APPORTE: DE LIPIDES: **16G** • DE GLUCIDES: **25G** • DE PROTÉINES: **8G**

INGRÉDIENTS

2	pommes
1/2	citron
¼	de cuillère à café de cannelle
1	œuf
20 ml	de lait de coco
35 ml	de lait (vache, soja ...)
15 g	de farine de coco
½	cuillère à café de miel
½	cuillère à café d'huile
1	petite pincée de levure
7 g	de noix de pécan hachées
7 g	de beurre
1	cuillère à café de noix de coco

CONSEILS

En cas d'intolérance au lactose ou d'allergie aux protéines du lait de vache, vous

PRÉPARATION

1. Épluchez les pommes, coupez-les en quatre, épépinez-les et coupez-les en dés.

2. Dans une casserole, faites chauffer ¼ de tasse d'eau (environ 30 ml) et y faire cuire les pommes à feu doux pendant environ 10 minutes. Pendant ce temps, pressez le jus du citron.

3. Une fois les pommes cuites, égouttez-les et mettez-les dans un bol mixeur et réduisez-les en purée avec une ½ cuillère à café de jus de citron. Ajoutez de la cannelle et laissez refroidir au réfrigérateur.

4. Battez les œufs avec le lait de coco et le lait. Ajoutez peu à peu la farine de coco.

5. Mélangez le tout avec le miel, l'huile, le sel et la levure pour obtenir une pâte lisse.

6. Laissez gonfler 10 minutes.

7. En attendant, grillez les noix de pécan dans une poêle jusqu'à ce qu'elles dégagent leur parfum. Mettez-les de côté.

8. Faites ensuite chauffer 1 cuillère à café de beurre dans une poêle. Versez-y 2 cuillères à soupe de préparation par pancake (pour des pancakes d'environ 10 cm). Réduisez le feu et faites cuire les pancakes pendant environ 3 minutes d'un côté puis retournez-les. Faites cuire l'autre côté jusqu'à ce qu'il soit doré.

9. Sur chaque pancake, ajoutez des noix de pécan et de la noix de coco râpée et servez le tout avec la compote de pommes.

CRÊPES AUX AMANDES

UNE PORTION APPORTE: DE LIPIDES: **11G** • DE GLUCIDES: **7G** • DE PROTÉINES: **6G**

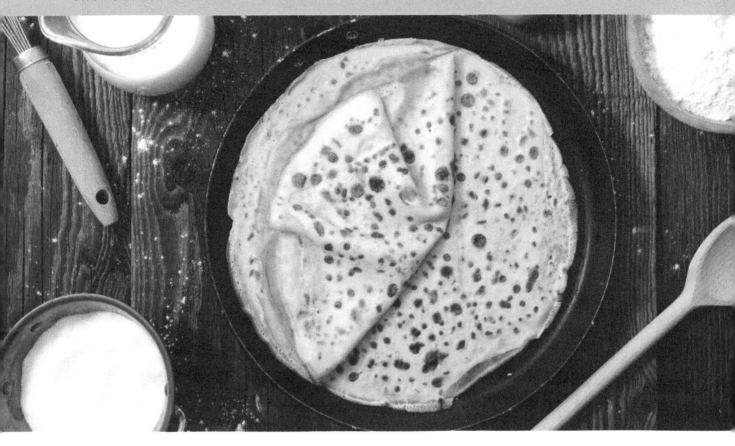

INGRÉDIENTS

120 ml	de lait
2	œufs
25 g	de farine de blé
25 g	d'amandes finement moulues
1 cc	d'huile d'olive ou de colza
1	pincée de sel
½	beurre pour la cuisson

PRÉPARATION

1. Battez le lait avec les œufs. Mélangez la farine et les amandes moulues et ajoutez-les petit à petit en remuant. Incorporez le sel. Laissez reposer la pâte pendant 10 minutes.

2. Faites fondre le beurre dans une poêle. Versez-y suffisamment de pâte pour faire 1 crêpe et faites-la cuire des deux côtés. Faites cuire le reste de la pâte de la même manière.

CONSEILS

si vos amandes ne sont pas assez finement moulues, n'hésitez pas à les remoudre pour qu'elles soient vraiment fines comme de la farine.

ŒUFS AVEC BACON

INGRÉDIENTS

½	tête de salade
1	mini-concombre
¼	cuillère à café d'herbes de Provence
1	cuillère à soupe d'huile d'olive
4	tranches de bacon (environ 50 g)
2	œufs
	Poivre noir

PRÉPARATION

1. Lavez la salade, essorez-la et coupez-la en petits morceaux. Disposez-la ensuite sur une assiette.

2. Lavez le concombre et coupez-le en petits dés.

3. Saupoudrez les dés de concombre avec les herbes de Provence et ajoutez l'huile d'olive puis mélangez.

4. Répartissez les concombres sur la salade.

5. Faites cuire le bacon dans une poêle sans matière grasse, jusqu'à l'obtention de la consistance désirée.

6. Faites frire les œufs dans la graisse fondue du bacon.

7. Servez les œufs avec le bacon dessus et la salade à côté.

UNE PORTION APPORTE: DE LIPIDES: **68%** • DE GLUCIDES: **5%** • DE PROTÉINES: **27%**

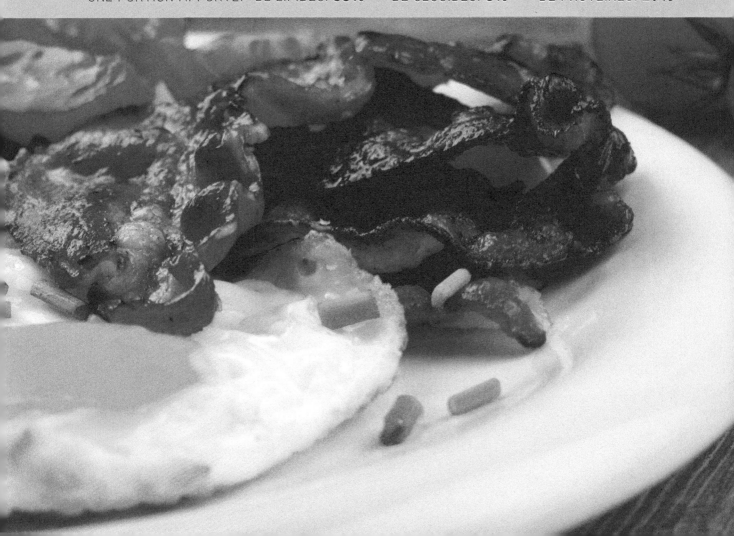

MUESLI AUX FRUITS ET AUX NOIX

UNE PORTION APPORTE: DE LIPIDES: **17G** • DE GLUCIDES: **27G** • DE PROTÉINES: **10G**

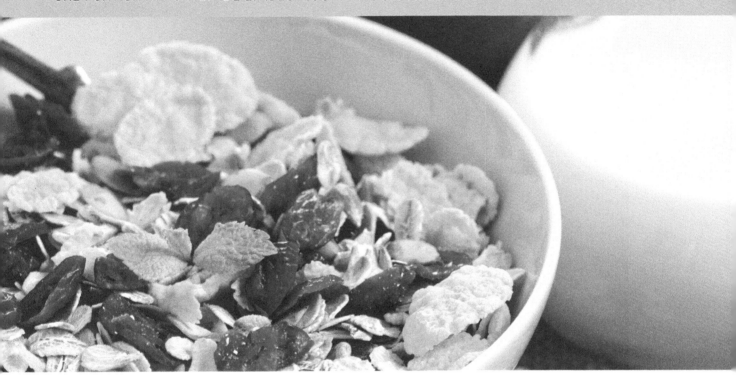

INGRÉDIENTS

¼	de pamplemousse
¼	d'orange
50 g	de mangue
50 g	de papaye
200 g	de yaourt nature
1/2	cuillère à soupe d'amandes effilées
1/2	cuillère à soupe de noisettes râpées
1/2	cuillère à soupe de flocons de noix de coco

PRÉPARATION

1. Pelez le pamplemousse et l'orange ; coupez-les en cubes.

2. Pelez la mangue et la papaye, retirez le noyau et les pépins et découpez les fruits en cubes.

3. Mélangez les fruits avec le yaourt.

4. Faites griller les amandes effilées et les noisettes dans une poêle sans matière grasse.

5. Ajoutez les flocons de noix de coco et faites-les griller encore quelques instants. Saupoudrez le yaourt aux fruits avec les amandes, les noisettes et les flocons de noix de coco

PAIN AUX FLOCONS D'AVOINE

INGRÉDIENTS

300 g	de fromage blanc maigre
2	œufs (taille M)
150 g	d'amandes en poudre
60 g	de flocons d'avoine fins
50 g	de graines de lin moulues
50 g	de son d'avoine
1	sachet de levure chimique
¼	cuillère à café de sel
	Moule à pain (Ø 20-25 cm)

PRÉPARATION

1. Préchauffez le four à 200°C chaleur voûte/sole (180°C chaleur tournante). Tapissez le moule à pain de papier cuisson.

2. Mélangez le fromage blanc maigre et les œufs dans un bol. Ajoutez les amandes, 50 g de flocons d'avoine, les graines de lin, le son d'avoine, la levure chimique et le sel et mélangez. Laissez reposer la pâte 5 minutes.

3. Versez la pâte dans le moule et lissez. Saupoudrez uniformément avec les flocons d'avoine restants et faites cuire au four (milieu) pendant 30 à 40 minutes. Laissez refroidir.

UNE PORTION APPORTE: DE LIPIDES: **17G** • DE GLUCIDES: **27G** • DE PROTÉINES: **10G**

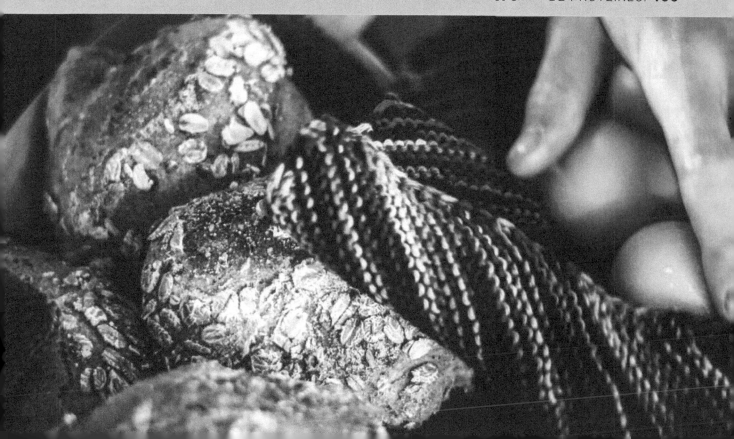

CRÈME DE CONCOMBRE ET HERBES

INGRÉDIENTS

100 g	de concombre
	Sel au goût
1	échalote
1	cuillère à café de ciboulette hachée
1	cuillère à café de persil haché
1	cuillère à café de cresson haché
100 g	de fromage à la crème (17% de matières grasses)
1	cuillère à soupe de lait (3,5%)
1	cuillère à café de moutarde douce
	Poivre noir au goût

PRÉPARATION

1. Pelez le concombre, coupez-le en deux, retirez les graines avec une cuillère à café, râpez la chair et salez.

2. Pelez et hachez finement l'échalote. Mélangez bien tous les ingrédients dans un bol, sauf le concombre râpé.

3. Mélangez le concombre râpé à la crème. Assaisonnez avec du sel et du poivre.

UNE PORTION APPORTE: DE LIPIDES: **17G** · DE GLUCIDES: **27G** · DE PROTÉINES: **10G**

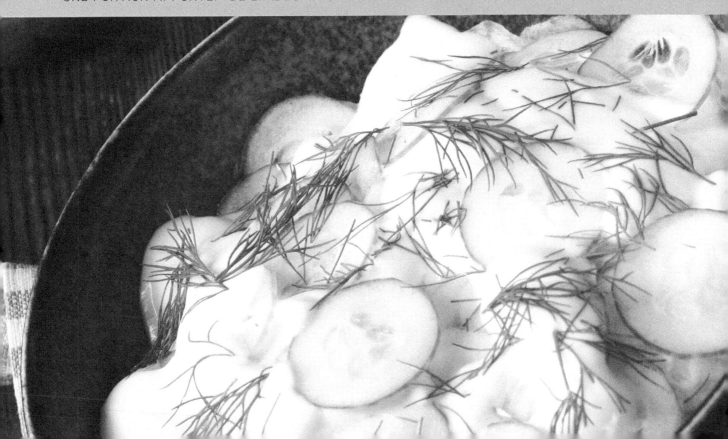

OMELETTE AUX POIVRONS ET CHAMPIGNONS

UNE PORTION APPORTE: DE LIPIDES: **23G** • DE GLUCIDES: **7G** • DE PROTÉINES: **25G**

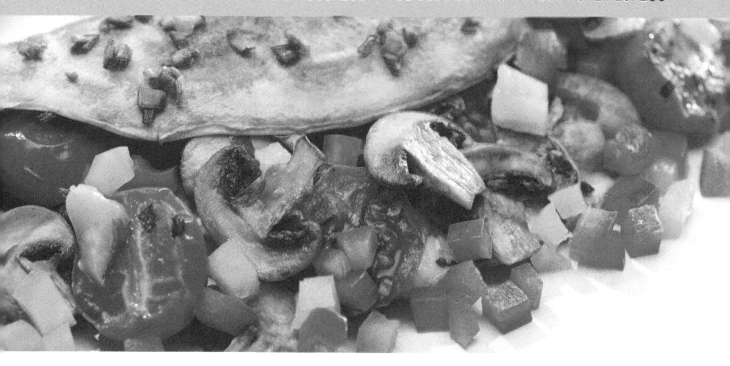

INGRÉDIENTS

¼   poivron rouge

¼   poivron vert

50 g   de champignons

3   œufs (taille M)

1   cuillère à café de persil haché

     Sel et poivre noir au goût

1   cuillère à café de beurre

15 g   de mozzarella râpée

     Herbes italiennes séchées au goût, par ex. thym romarin

PRÉPARATION

1. Lavez les poivrons, nettoyez-les et coupez-les en très fines lanières.

2. Parez et nettoyez les champignons, coupez-les en deux et émincez-les finement.

3. Battez les œufs dans un bol et assaisonnez avec du sel et du poivre.

4. Faites fondre le beurre dans une poêle antiadhésive, ajoutez les lamelles de poivron et les lamelles de champignons et faites cuire pendant 1-2 minutes. Versez les œufs et cuisez à feu doux. Saupoudrez de mozzarella et d'herbes italiennes.

TRANCHES DE CONCOMBRE À LA CRÈME DE THON

UNE PORTION APPORTE: DE LIPIDES: **21G** • DE GLUCIDES: **6G**

CALORIES: **335KCAL** • DE PROTÉINES: **29G**

INGRÉDIENTS

200 g	de concombre
	Sel
90	de thon (en conserve)
60 g	de fromage à la crème (17% de matières grasses
1	cuillère à soupe d'huile d'olive
1	cuillère à soupe de jus de citron
1	cuillère à café d'herbes de Provence
1	oignon nouveau
	Piment rouge au goût

PRÉPARATION

1. Nettoyez et épluchez le concombre et coupez-le en 5 tranches fines dans le sens de la longueur. Placez les tranches les unes à côté des autres, saupoudrez d'un peu de sel et laissez reposer environ 5 minutes.

2. Égouttez le thon, videz l'eau avec du papier absorbant et émiettez-le à la fourchette. Dans un bol, mélangez le thon, le fromage à la crème, l'huile d'olive, le jus de citron et les herbes de Provence.

3. Nettoyez et lavez les oignons et coupez la partie verte en morceaux fins.

4. Séchez les tranches de concombre avec du papier absorbant et tartinez chacune avec le mélange préparé dans l'étape deux.

5. Garnissez de rouleaux d'oignons et saupoudrez de poivron rouge selon votre goût.

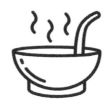

SOUPES ET RAGOÛTS

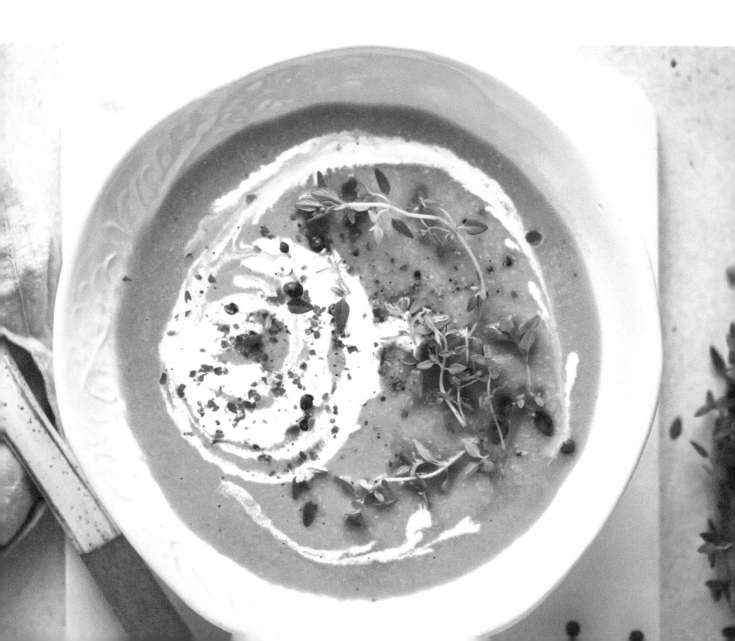

CHILI CON CARNE MÉDITERRANÉEN

1 PORTION (625G) APPORTE • CALORIES : **550KCAL** • DE GLUCIDES : **30G**
DE LIPIDES : **29G** • DE PROTÉINES : **35G**

INGRÉDIENTS

1	poivron rouge
1	oignon rouge
1	petite gousse d'ail
2	cuillères à café d'huile d'olive
120 g	de bœuf haché
	Poudre de piment et sel au goût
200 g	de tomates en dés (en conserve)
1	cuillère à soupe de pâte de tomate
1	pincée de paprika fort en poudre
1	pincée de marjolaine séchée
1	pincée d'origan séché
1	pincée de thym séché
1	pincée de basilic séché
30 g	de maïs (en conserve)
50 g	de haricots rouges (en conserve)
½	bouquet de persil frisé
	Poivre noir au goût

PRÉPARATION

1. Lavez, nettoyez et coupez les poivrons. Pelez et hachez l'oignon et l'ail.

2. Faites chauffer 1 cuillère à café d'huile d'olive dans une poêle et faites cuir la viande hachée pendant 3 à 5 minutes. Assaissonnez avec du piment en poudre et du sel.

3. Faites chauffer le reste d'huile d'olive dans une casserole et faites sauter l'oignon, l'ail et les dés de poivrons. Ajoutez la viande hachée et laissez le tout sur un feu doux.

4. Ajoutez les tomates en dés et la pâte de tomate. Assaissonnez avec de la poudre de paprika, de la marjolaine, de l'origan, du thym, du basilic, du sel et de la poudre de piment et portez à ébullition pendant 5 minutes.

5. Égouttez le maïs dans une passoire. Passer les haricots rouges au tamis, rincer et égoutter. Ajoutez les deux au mélange et laissez tout mijoter à feu doux pendant encore 20 à 30 minutes. Assaissonnez avec du poivre.

6. Lavez le persil, séchez-le, hachez-le grossièrement et saupoudrez-le sur le plat avant de servir.

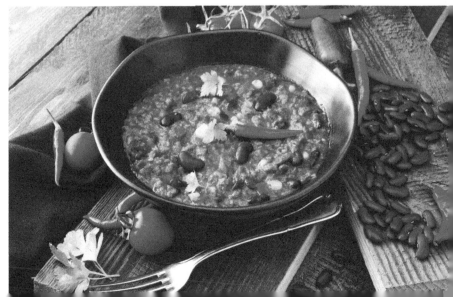

SOUPE DE CHOU-FLEUR AU CHEDDAR ET BACON

INGRÉDIENTS

400 g	de chou-fleur
1	cuillère à soupe d'huile d'olive
	Sel et poivre noir au goût
½	oignon
120 g	de bœuf haché
1	gousse d'ail
1	brin de thym
10	grammes de beurre
1	cube de bouillon de légumes
400 g	pincée de marjolaine séchée
30 ml	de crème
25 g	de bacon
25 g	de cheddar râpé
2	cuillères à soupe de coriandre fraîchement hachée

PRÉPARATION

1. Préchauffez le four à 180°C chaleur voûte/sole (160°C chaleur tournante). Tapissez une plaque à pâtisserie de papier sulfurisé.

2. Nettoyez et lavez le chou-fleur, égouttez-le bien et divisez-le en petits bouquets. Placez-les sur la plaque de cuisson et arrosez-les avec l'huile d'olive. Assaisonnez avec un peu de sel et de poivre. Faites rôtir les bouquets au four (au centre) environ 15 minutes jusqu'à ce que le chou-fleur soit légèrement doré.

3. Pendant ce temps, épluchez et hachez l'oignon et l'ail. Lavez le thym, secouez-le et effeuillez-le.

4. Chauffez le beurre dans une casserole haute et faites sauter l'oignon, l'ail et le thym pendant 2-3 minutes. Ajoutez le chou-fleur rôti. Versez le bouillon de légumes et la crème et laissez mijoter environ 10 minutes de plus.

5. Pendant ce temps, faites sauter le bacon dans une poêle sans matière grasse jusqu'à ce qu'il soit croustillant. Égouttez sur du papier absorbant et découpez en petits morceaux.

6. Mixez grossièrement la soupe de chou-fleur avec le mixeur plongeant. Assaisonnez avec du sel et du poivre. Enfin, incorporez le cheddar et le bacon et saupoudrez de coriandre avant de servir.

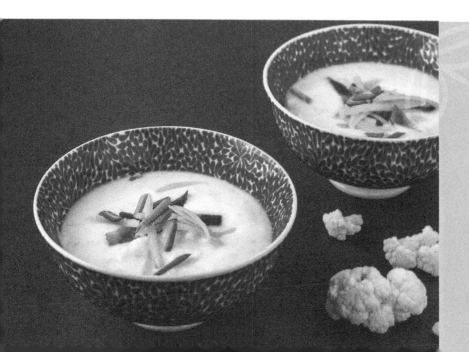

1 PORTION APPORTE

- CALORIES : **560KCAL**
- DE LIPIDES : **43G**
- DE GLUCIDES : **16G**
- DE PROTÉINES : **28G**

VELOUTÉ DE POIREAUX ET CÉLERI AU FROMAGE DE CHÈVRE FRAIS

INGRÉDIENTS

1	oignon
300	grammes de poireaux
50 g	de céleri branche
10	grammes de beurre
100 ml	de vin blanc
250 ml	d'eau chaude
50 g	de fromage de chèvre frais
	Sel et poivre noir au goût

PRÉPARATION

1. Épluchez et émincez l'oignon. Nettoyez le poireau, lavez-le soigneusement et coupez-le en tranches fines. Nettoyez le céleri, lavez-le et coupez-le en fins morceaux. Réservez.

2. Faites fondre le beurre dans une grande casserole. Y faire sauter l'oignon à feu doux jusqu'à ce qu'il soit translucide. Ajoutez le poireau et le céleri et faites cuire pendant 3 minutes. Ajoutez le vin blanc et l'eau ; couvrez et laissez mijoter à feu doux pendant 15 minutes.

3. Ajoutez le fromage de chèvre frais et la crème à la soupe et réduisez en purée avec le mixeur plongeant pour avoir une consistance crémeuse. Assaisonnez avec du sel et du poivre. Laissez mijoter à nouveau à feu doux pendant 5 minutes. Servez la soupe parsemée du reste de céleri.

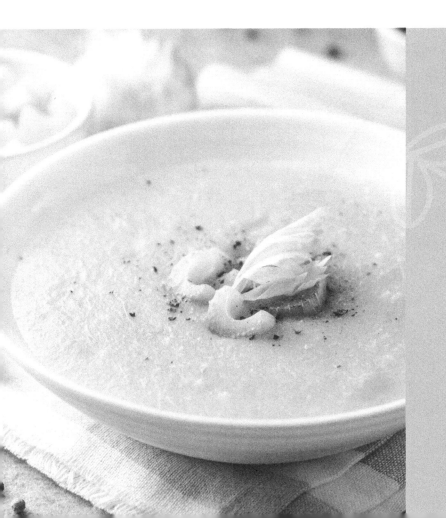

1 PORTION (640G) APPORTE

- CALORIES: **545KCAL**

- DE LIPIDES : **36G**

- DE GLUCIDES: **18G**

- DE PROTÉINES: **21G**

SOUPE DE BROCOLIS À LA NOIX DE COCO ET AU THON

INGRÉDIENTS

1	morceau de gingembre frais de 2,5 cm
300 g	de brocoli
1	cuillère à soupe d'huile d'olive
100 ml	de lait de coco
100 ml	d'eau chaude
	Sel et poivre coloré au goût
1	(100 g) steak de thon

PRÉPARATION

1. Pelez et râpez le gingembre. Nettoyez et lavez le brocoli et divisez-le en petits bouquets. Faites chauffer l'huile d'olive dans une grande casserole. Faites sauter les bouquets de gingembre et de brocoli pendant environ 5 minutes.

2. Retirez 1 bouquet de brocoli. Ajoutez le lait de coco et l'eau, réduisez la soupe en purée avec un mixeur plongeant, assaisonnez avec du sel et du poivre et laissez mijoter encore 10 à 15 minutes.

3. Rincez le thon à l'eau froide, séchez-le avec du papier absorbant et coupez-le en cubes de 1 cm. Ajoutez-les à la soupe avec le bouquet de brocoli retiré précédemment et laissez mijoter encore 5 minutes.

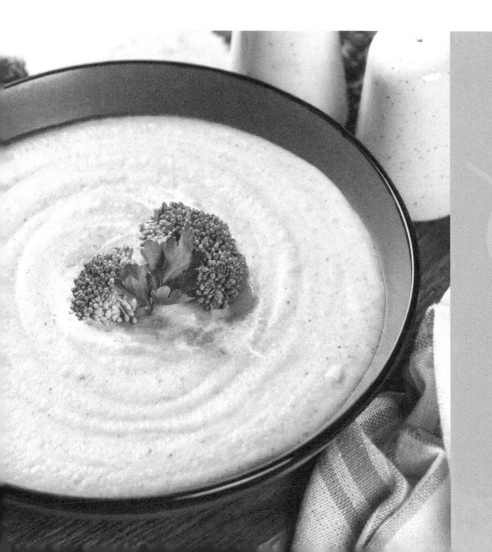

1 PORTION (710G) APPORTE

- CALORIES: **615KCAL**

- DE LIPIDES : **44G**

- DE GLUCIDES: **13G**

- DE PROTÉINES: **37G**

SOUPE DE POTIRON AUX GRAINES DE GRENADE

INGRÉDIENTS

250 g	de potimarron vert
1	oignon
1	cuillère à soupe d'huile d'olive
200 ml	de bouillon de légumes
½	grenade (ou 2 cuillères à soupe de graines)
2-3	brins de persil plat
75 ml	de crème
150 g	de fromage blanc maigre
	Sel et poivre noir au goût
½	cuillère à café de graines de sésame blanc

PRÉPARATION

1. Lavez le potimarron, épépinez-le et coupez-le en petits morceaux. Pelez et émincez l'oignon.

2. Faites chauffer l'huile dans une grande casserole. Y faire sauter les oignons jusqu'à ce qu'ils soient translucides. Ajoutez le potimarron et faites sauter brièvement.

3. Versez le bouillon, couvrez et laissez mijoter la soupe à feu doux pendant environ 20 minutes.

4. Avec vos doigts, cassez la grenade en petits morceaux sous l'eau froide et prélevez 2 cuillères à soupe de graines. Lavez le persil, séchez-le, effeuillez-le et hachez-le.

5. Réduisez finement la soupe en purée avec le mixeur plongeant. Ajoutez la crème et le fromage cottage. Portez à nouveau à ébullition, assaisonnez avec du sel et du poivre. Servez la soupe parsemée de graines de grenade, de persil et de sésame.

1 PORTION (720G) APPORTE · DE LIPIDES: **36G** · DE GLUCIDES: **265G**
CALORIES: **545KCAL** · DE PROTÉINES: **26G**

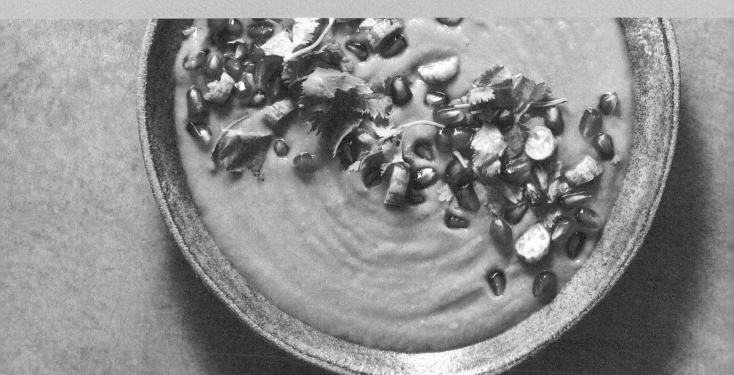

SOUPE DE CHOU-FLEUR AUX BISCUITS AUX NOIX

INGRÉDIENTS

(Pour les cookies aux noix)

2	petits œufs (S)
50 g	d'amandes en poudre
40 g	de parmesan râpé
15 g	de son d'avoine
	Sel, poivre

(Pour la soupe)

850 g	de chou-fleur (pèse environ 600 g nettoyé)
½	cuillère à café de bouillon de légumes granulé (produit instantané)
150 ml	de lait entier (3,8 % de matières grasses)
40 g	de crème

VARIANTE VÉGÉTALIENNE

Affinez cette soupe avec du lait de soja ou d'avoine à la place du lait de vache et utilisez de la crème de soja ou d'avoine à la place de la crème. Les biscuits aux noix fonctionnent avec un substitut d'œuf végétalien au lieu des œufs. Vous pouvez ajouter environ ¼ de cuillère à café de levure chimique et un peu plus de son d'avoine et de noix à celle-ci si la pâte est trop liquide sans le parmesan..

REMARQUE

Soyez prudent lorsque vous façonnez les boules de noix. Si la pâte est pétrie trop fortement les biscuits aux noix n'auront pas une consistance moelleuse et aérée, mais cuiront en galettes dont la texture est plus ferme et compacte.

PRÉPARATION

1. Préchauffez le four à 180°C (160°C pour un four ventilé). Recouvrez une plaque à pâtisserie de papier sulfurisé.

2. Pour les biscuits aux noix, battez les œufs avec un batteur à main jusqu'à l'obtention d'une consistance mousseuse. Ajoutez les amandes, le parmesan et le son d'avoine. Assaisonnez avec du sel et du poivre. Avec les mains légèrement humides, formez soigneusement des boules de la taille d'une noix - ne pétrissez pas le mélange - et placez-les sur une plaque à pâtisserie. Faites cuir au four (centre) pendant 15 à 20 minutes.

3. Pendant ce temps, nettoyez le chou-fleur, divisez-le en bouquets, lavez-le et égouttez-le dans une passoire. Portez à ébullition 300 ml d'eau dans une casserole. Ajoutez le bouillon de légumes. Laissez le chou-fleur mijoter doucement environ 10 minutes à feu doux et avec le couvercle fermé.

4. Ajoutez le lait et la crème. Réduisez la soupe en purée jusqu'à consistance crémeuse et porter à nouveau à ébullition. Assaisonnez avec du sel et du poivre. Répartissez la soupe dans deux assiettes creuses et servez avec les boules de noix.

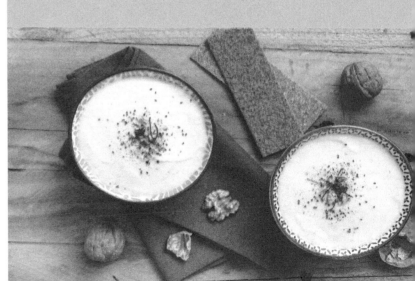

1 PORTION (550G) APPORTE

- CALORIES : **480KCAL**
- DE LIPIDES : **35G**
- DE GLUCIDES : **14G**
- DE PROTÉINES : **28G**

CE PLAT APPORTE
87KCAL POUR 100G

SOUPE AUX LÉGUMES, À L'ORGE ET À LA DINDE

INGRÉDIENTS

(pour 2 bols)

1	cuillère à soupe d'huile de colza
2	tasses d'oignons hachés
2	branches de céleri hachées
4	grosses carottes hachées
1	gousse d'ail hachée
4	tasses de bouillon de légumes en conserve
1	boîte de 790 g de tomates hachées à l'italienne, avec leur jus
1	gros poivron rouge haché
	Un paquet de 283 g de grains de maïs congelés
3	tasses d'eau
1/3	tasse de lentilles séchées
1/3	tasse d'orge perlé
1	cuillère à soupe de sauge fraîche hachée
2	tasses de dinde cuite en dés

REMARQUE

Les légumes et l'orge perlé sont des aliments sains à faible indice glycémique ; ils sont également parfaits dans cette soupe ! Les soupes peuvent être un repas consistant et rassasiant, surtout les jours les plus froids de l'année. Cette soupe se rapproche d'un ragoût : si vous aimez cela, cette soupe vous satisfera sûrement. C'est aussi une excellente façon d'utiliser les restes de dinde. Servez la soupe aux légumes, à l'orge et à la dinde avec une salade d'accompagnement pour un repas complet.

PRÉPARATION

1. Dans une grande casserole, faites chauffer l'huile de colza à feu moyen-vif.

2. Ajoutez les oignons, le céleri, les carottes et l'ail et faites sauter jusqu'à ce qu'ils soient tendres.

3. Ajoutez le reste des ingrédients sauf la et portez le tout à ébullition. Laissez mijoter à feu doux jusqu'à ce que tous les légumes et les lentilles soient tendres, environ 40 minutes.

4. Ajoutez la dinde et laissez mijoter encore 5 à 10 minutes ; servez.

ASTUCE

Pour rehausser davantage la saveur de cette soupe, saupoudrez d'un peu de basilic séché ou d'origan.

1 PORTION APPORTE

- CALORIES: **242KCAL**
- DE LIPIDES: **5G**
- SEL: **952MG**
- CHARGE GLYCÉMIQUE : **5**
- DE GLUCIDES: **38G**
- DE PROTÉINES: **14G**
- CHOLESTÉROL: **18MG**

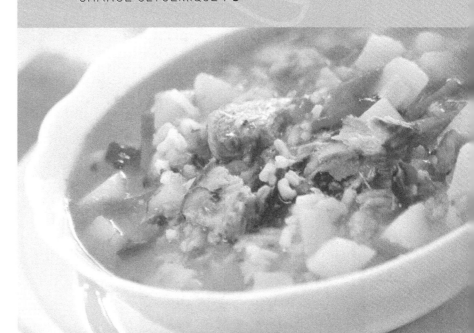

SOUPE DE LÉGUMES À LA MÉDITERRANÉENNE

INGRÉDIENTS

(pour 2 bols)

350 g	de fenouil
250 g	de courgettes
40 g	de tomates séchées au soleil
2	oignons de taille moyenne (env. 200 g)
1	gousse d'ail
2	cuillères à café de bouillon de légumes granulé (produit instantané)
1	cuillère à soupe d'huile de colza
1	brin de romarin
2	brin d'origan
60 g	de parmesan râpé
	Sel, poivre

PRÉPARATION

1. Nettoyez et lavez le fenouil. Retirez le pédoncule et coupez le tubercule dans le sens de la longueur. Lavez et équeutez les courgettes et coupez-les en deux dans le sens de la longueur. Coupez-les transversalement en fines tranches. Coupez les tomates séchées en lanières. Pelez les oignons et l'ail. Coupez chacun en petits cubes. Mélangez le bouillon granulé avec 700 ml d'eau bouillante.

2. Faites chauffer l'huile dans une marmite. Faites sauter les oignons et l'ail jusqu'à ce qu'ils soient translucides. Faites rôtir brièvement le romarin et l'origan en remuant. Ajoutez enfin le fenouil et les courgettes et faites sauter en remuant. Ajoutez le bouillon de légumes. Incorporez les tomates séchées. Laissez mijoter la soupe à feu doux avec le couvercle fermé pendant environ 45 minutes. Remuez de temps en temps.

3. Salez, poivrez puis servez immédiatement ; saupoudrez de parmesan.

VARIANTE VÉGÉTALIENNE

Cette soupe est également délicieuse sans parmesan. Accentuez la saveur méditerranéenne de cette soupe en saupoudrant 60 g de pignons de pin grillés et de basilic frais sur la soupe.

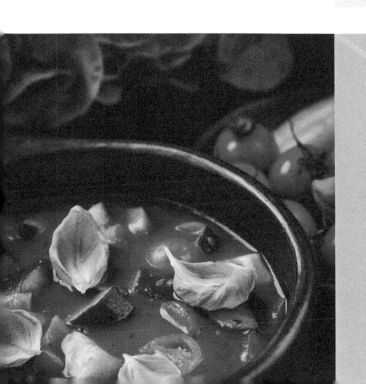

1 PORTION APPORTE

- CALORIES: **300KCAL**
- DE LIPIDES: **18G**
- DE GLUCIDES: **18G**
- DE PROTÉINES: **18G**

CE PLAT APPORTE
50KCAL POUR 100G

SOUPE CRÉMEUSE AU CHOU

INGRÉDIENTS
(pour 2 bols)

30 g	de soja en lanières
2	cuillères à café de bouillon de légumes granulé (produit instantané)
1	gros oignon (environ 150 g)
1	gros poivron rouge
1	cuillère à soupe d'huile de colza
2	cuillères à café de poudre de paprika doux
120	grammes de choucroute
200 ml	de lait entier (3,8 % de matières grasses)
80 g	de fromage à la crème
	Sel, poivre

PRÉPARATION

1. Mélangez le bouillon granulé avec 200 ml d'eau bouillante. Ajoutez les morceaux de soja et laissez tremper environ 10 minutes. Pendant ce temps, épluchez et émincez finement l'oignon. Lavez et coupez les poivrons et coupez-les en petits diamants. Versez les lanières de soja dans une passoire et égouttez en récupérant le bouillon de légumes.

2. Faites chauffer l'huile dans une marmite. Faites sauter l'oignon jusqu'à ce qu'il soit translucide. Faites frire les lanières de soja pendant 2 minutes en les retournant de temps en temps. Ajoutez les poivrons et faites sauter. Saupoudrez de paprika en poudre et ajoutez la choucroute. Ajoutez le bouillon de légumes mis de côté et 600 ml d'eau. Laissez mijoter doucement environ 30 minutes à feu doux avec le couvercle fermé. Remuez de temps en temps.

3. Réduisez la soupe en purée. Ajoutez le fromage à la crème et le lait et portez à nouveau la soupe à ébullition en remuant. Assaisonnez avec du sel et du poivre.

VARIANTE VÉGÉTALIENNE

Affinez cette soupe avec du lait de soja ou d'avoine au lieu du lait de vache et utilisez de la crème de soja ou d'avoine au lieu du fromage à la crème.

CONSEILS

Vous pouvez varier la dernière étape de la préparation. Au lieu de réduire complètement la soupe en purée, vous pouvez retirer 2-3 cuillères à soupe de légumes au préalable, réduire le reste en purée, porter à nouveau brièvement à ébullition avec le fromage à la crème et répartir dans deux assiettes en ajoutant la moitié des légumes à chacune. Ou alors, vous pouvez servir la soupe comme une choucroute crémeuse, sans la réduire en purée.

1 PORTION APPORTE

- CALORIES: **360KCAL**
- DE LIPIDES: **25G**
- DE GLUCIDES: **17G**
- DE PROTÉINES: **19G**

CE PLAT APPORTE
70KCAL POUR 100G

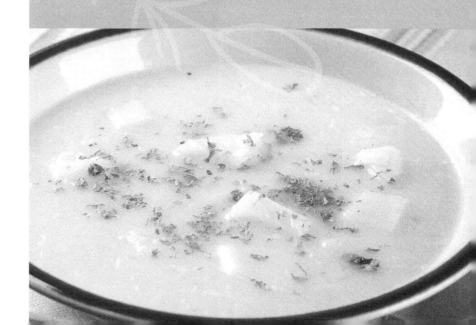

CRÈME DE CÉLERI

INGRÉDIENTS

1	branche de céleri (enviorn 650 g)
1	petit oignon
1	cuillère à café de bouillon de légumes granulé (produit instantané)
1	cuillère à café d'huile de colza
60 g	de crème
70 g	de fromage bleu
	Sel, poivre

PRÉPARATION

1. Nettoyez le céleri en gardant 2 feuilles pour la décoration. Lavez bien la branche de céleri et coupez-la en morceaux d'environ 1 cm de long. Éplucher et émincer finement l'oignon. Mélangez le bouillon granulé avec 500 ml d'eau bouillante.

2. Faites chauffer l'huile dans une marmite. Faites sauter l'oignon jusqu'à ce qu'il soit translucide. Ajoutez le céleri et faites sauter brièvement en remuant. Ajoutez le bouillon de légumes. Laissez mijoter doucement environ 15 minutes à feu doux avec le couvercle fermé.

3. Ajoutez la crème et réduisez la soupe en purée. Incorporez 50 g de fromage bleu émietté et portez à nouveau brièvement la soupe à ébullition. Assaisonnez avec du sel et du poivre. Répartissez la soupe dans deux bols. Décorez avec 10 g de fromage bleu et 1 feuille de céleri.

VARIANTE VÉGÉTALIENNE

Cette soupe devient agréable et crémeuse avec de la crème de soja ou d'avoine au lieu de la crème. Assaisonnez la crème de céleri avec 1 à 1½ cuillère à café de flocons de levure et saupoudrez de 60 g de noix grillées hachées grossièrement.

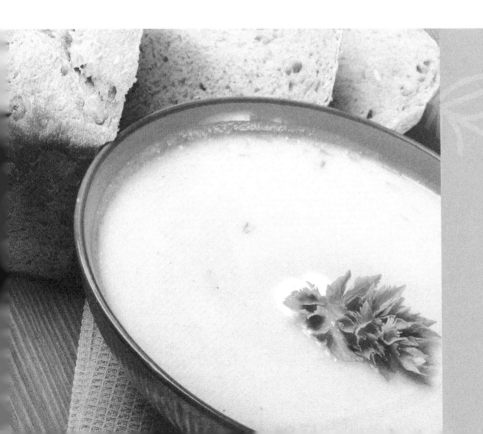

1 PORTION (490G) APPORTE

- CALORIES: **300KCAL**
- DE LIPIDES: **24G**
- DE GLUCIDES: **11G**
- DE PROTÉINES: **12G**

CE PLAT APPORTE
62KCAL POUR 100G

SOUPE À LA CRÈME ÉPICÉE AU FROMAGE

1 PORTION (202G) APPORTE • CALORIES : **219KCAL** • DE LIPIDES : **13G** • DE GLUCIDES : **20G**
DE PROTÉINES : **7G** • CE PLAT APPORTE **108KCAL POUR 100G**

INGRÉDIENTS

800 g	de poireaux
1	poivron jaune
1	cuillère à café de bouillon de légumes granulé (produit instantané)
1	cuillère à soupe d'huile de colza
200 g	de fromage à raclette
100 ml	de lait entier (3,8 % de matières grasses)
1	cuillère à café de gomme de caroube
	Sel, poivre

PRÉPARATION

1. Nettoyez les poireaux, coupez-les en deux dans la longueur, lavez et égouttez-les bien. Retirez les parties blanche et vert clair en morceaux d'environ 2 cm de long. Lavez et coupez les poivrons en petits diamants. Mélangez le bouillon granulé avec 500 ml d'eau bouillante.

2. Faites chauffer l'huile dans une marmite. Faites sauter les poireaux en remuant. Ajoutez les poivrons et faites sauter en remuant. Ajoutez le bouillon de légumes. Laissez mijoter à feu moyen avec le couvercle pendant 8 à 10 minutes. Remuez de temps en temps.

3. Pendant ce temps, retirez la croûte du fromage à raclette et coupez-le en petits cubes. Faites chauffer doucement le lait dans une casserole. Fouettez bien la gomme de caroube avec 100 ml d'eau pour qu'il n'y ait pas de grumeaux. Ajoutez le lait chaud en remuant. Laissez épaissir la sauce en remuant doucement. Y faire fondre la moitié du fromage en remuant.

4. Retirez la soupe aux poireaux de la cuisinière chaude et réduisez en purée. Incorporez la sauce au fromage. Ajoutez le reste du fromage et laissez-le fondre en remuant. Assaisonnez avec du sel et du poivre.

VARIANTE VÉGÉTALIENNE

soupe de poireaux et lentilles. Dans cette variante de la recette, aucune sauce au fromage n'est préparée, mais 80 g de lentilles jaunes sont ajoutés aux légumes dorés et déglacés avec du bouillon de légumes. Le temps de cuisson passe à 10-15 minutes. Réduisez en purée la soupe de poireaux et de lentilles et l'affiner avec un peu de crème de soja ou d'avoine. Assaisonnez la soupe avec 1 à 1 ½ cuillère à café de flocons de levure.

SALADES

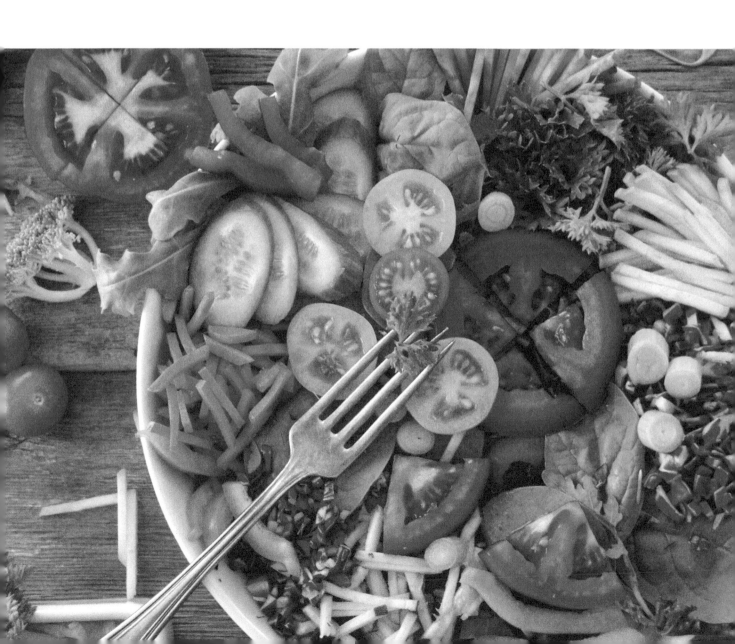

SALADE DE FROMAGE ET DE SAUCISSE

1 PORTION (375G) APPORTE DE LIPIDES: **25G** • DE GLUCIDES: **13G**

CALORIES: **350KCAL** • DE PROTÉINES: **17G**

INGRÉDIENTS

100 g de radis

50 g de cornichons

30 g de fromage Gouda vieilli (45% de matière grasse)

30 g de mortadelle

1 cuillère à soupe d'huile d'olive

Sel et poivre de Cayenne au goût

½ poivron rouge

½ poivron jaune

PRÉPARATION

1. Nettoyez et lavez les radis. Égouttez les cornichons. Coupez les radis, les cornichons, le fromage et la mortadelle en petits cubes de même taille. Mélangez dans un bol.

2. Arrosez avec l'huile d'olive et assaisonnez avec le sel et le poivre de Cayenne.

3. Lavez le persil, séchez-le et hachez-le finement.

4. Lavez, coupez en quatre et évidez les poivrons. Servez les quartiers de poivrons avec la salade et saupoudrez de persil.

WRAPS DE SALADE AU JAMBON ET TOMATES

INGRÉDIENTS

3	grandes feuilles de laitue iceberg
9	feuilles de basilic
1	tomate de vigne
80 g	d'avocat
80 g	de ricotta
3	fines tranches (20 g chacune) de jambon cuit
	Sel et poivre noir au goût

PRÉPARATION

1. Rincez la laitue à l'eau froide, séchez-la avec du papier absorbant et coupez les extrémités des tiges. Disposez les feuilles sur une planche ou une assiette.

2. Lavez et séchez les feuilles de basilic. Lavez la tomate, retirez le pédoncule et coupez la chair en 6 tranches.

3. Pelez l'avocat, retirez le noyau et coupez la chair en fins bâtonnets.

4. Étalez un peu de ricotta sur le tiers inférieur de chaque feuille de laitue. Déposez dessus 1 tranche de jambon et 2 tranches de tomate, quelques bâtonnets d'avocat et 3 feuilles de basilic. Repliez la feuille de laitue sur la garniture par le bas, repliez les bords et enroulez-la.

1 PORTION (375G) APPORTE   DE LIPIDES: **23G** • DE GLUCIDES: **12G**
CALORIES: **350KCAL** • DE PROTÉINES: **23G**

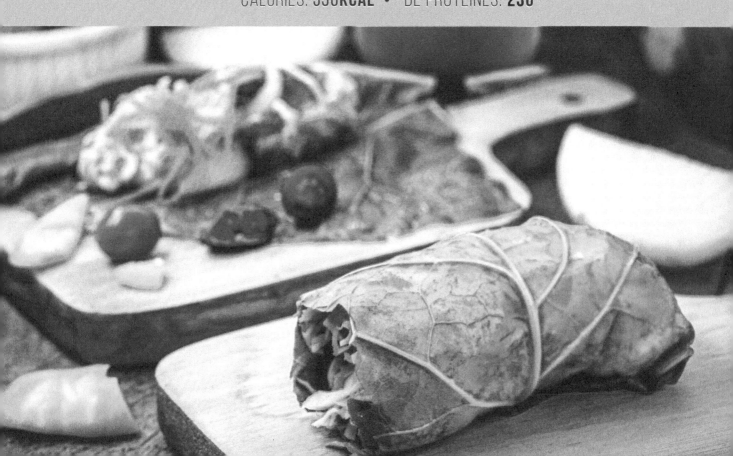

SALADE DE POIVRONS

INGRÉDIENTS

(pour 4 personnes)

1	poivron rouge et 1 poivron jaune coupés en deux et épépinés
1	grand piment vert frais épépiné
2	grosses tomates mûres coupées en deux
½	oignon de taille moyenne coupé en fines tranches
20	olives vertes
3	œufs durs écalés et coupés en quatre
100 g	de feta émiettée

(Pour la vinaigrette)

2	gousses d'ail frais (si l'ail est plus vieux, enlever le germe)
	sel
1	cuillère à café de graines de coriandre
3	cuillères à soupe de jus de citron
½	cuillère à café de menthe séchée (par ex. d'un sachet de thé)
3	cuillères à soupe d'huile d'olive

PRÉPARATION

1. Préchauffez le grill.

2. Tapissez une plaque de cuisson de papier sulfurisé. Placez sur la plaque, les poivrons coupés en deux, les piments et les tomates coupées en deux, le côté peau vers le haut, et placez le tout sur le grill.

3. Placez les tomates sur une assiette et laissez-les refroidir, puis retirez la peau.

4. Coupez les tomates en tranches épaisses.

5. Retirez les piments du four dès que la peau commence à devenir noire et se ratatine sur tout le pourtour. Mettez les piments dans une assiette à part et laissez refroidir.

6. Faites griller les poivrons jusqu'à ce que la peau noircisse. Placez-les ensuite sur la même assiette que les piments et laissez-les refroidir.

7. Retirez la peau des poivrons et des piments (avec des gants) et coupez la chair en fines lamelles.

8. Pour faire la vinaigrette : épluchez l'ail, broyez-le dans un mortier avec une grosse pincée de sel (attention le fromage de la salade est salé, n'ajoutez donc pas trop de sel) et les graines de coriandre jusqu'à obtenir une pâte lisse.

9. Ajoutez le jus de citron, la menthe et l'huile.

10. Disposez les poivrons, les piments et les tomates sur un plat. Répartissez les oignons, les olives, les œufs et le fromage. Versez la vinaigrette sur l'ensemble et servez la salade.

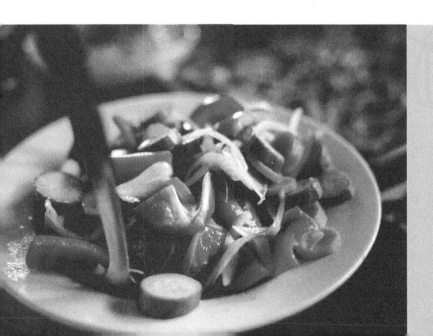

UNE PORTION APPORTE:

- DE LIPIDES: **21G**

- DE GLUCIDES: **7G**

- DE PROTÉINES: **12G**

SALADE D'ENDIVES ET DE PAMPLEMOUSSE

UNE PORTION APPORTE: DE LIPIDES: **35G** • DE GLUCIDES: **26G** • DE PROTÉINES: **9G**

INGRÉDIENTS
(pour 2 personnes)

450 g	d'endives
2-3	pamplemousses
1	cuillère à soupe d'huile d'olive
1	cuillère à café de sucre roux
60 g	d'olives vertes dénoyautées
1	avocat mûr
40 g	de noisettes
	Sel, poivre

PRÉPARATION

1. Retirez le trognon de chaque endive. Détachez les feuilles, lavez-les et séchez-les.

2. Coupez les feuilles en lanières dans le sens de la longueur (si vous partez de l'extrémité la plus large, elles seront plus faciles à couper).

3. Pelez les pamplemousses, y compris la peau blanche. Prélevez environ 260 g de filets (chair entre les membranes de séparation). Pour ce faire, utilisez un couteau et travaillez au-dessus d'un bol pour recueillir le jus.

4. Coupez les filets en morceaux de la taille d'une bouchée.

5. Pour la vinaigrette, mélangez bien le jus de pamplemousse recueilli avec le sucre roux, le sel, le poivre et enfin l'huile.

6. Coupez les olives en rondelles fines ; coupez l'avocat en deux dans le sens de la longueur et retirez le noyau. Retirez la chair à l'aide d'une cuillère.

7. Coupez la chair de l'avocat en cubes de la taille d'une bouchée. Mélangez les dés d'avocat avec les lamelles d'endives, les filets de pamplemousse, les rondelles d'olives et la vinaigrette (à l'exception de 2 cuillères à soupe de vinaigrette).

8. Hachez finement les noisettes. Faites-les griller dans une poêle antiadhésive sans matière grasse jusqu'à ce qu'elles dégagent leur parfum. Servez la salade dans deux assiettes, arrosez chaque assiette d'une cuillère à soupe de vinaigrette et parsemez de noisettes grillées.

SALADE DE HARICOTS VERTS AU FROMAGE DE BREBIS

INGRÉDIENTS
(pour 2 personnes)

470 g	de haricots verts d'endives
160 g	de tomates cocktail
1	petit oignon (environ 50 g)
160 g	de feta
4	cuillères à soupe de vinaigre balsamique
3	cuillères à soupe d'huile d'olive
	Sel, poivre

PRÉPARATION

1. Nettoyez les haricots et faites-les cuire dans de l'eau salée bouillante pendant environ 10 minutes pour les garder croquants. Égouttez-les, passez-les sous l'eau froide, et égouttez-les de nouveau. Laissez-les refroidir.

2. Pendant ce temps, lavez les tomates cocktail, séchez-les, coupez-les en quatre et coupez encore une fois en deux dans la largeur.

3. Épluchez l'oignon et coupez-le en fines rondelles.

4. Pour faire la vinaigrette, mélangez bien le vinaigre avec l'oignon, le sel, le poivre et enfin l'huile.

5. Mélangez les haricots, les tomates et la vinaigrette.

6. Disposez dans deux assiettes, puis émiettez la moitié du fromage de brebis sur chaque salade.

VARIANTE VÉGÉTALIENNE

Cette salade est également délicieuse sans fromage de brebis. Elle convient alors parfaitement comme entrée ou comme accompagnement d'une soupe. Vous pouvez également remplacer le fromage de brebis par un morceau de tofu frit ou des boulettes.

UNE PORTION APPORTE: DE LIPIDES: **34G** • DE GLUCIDES: **12G** • DE PROTÉINES: **20G**

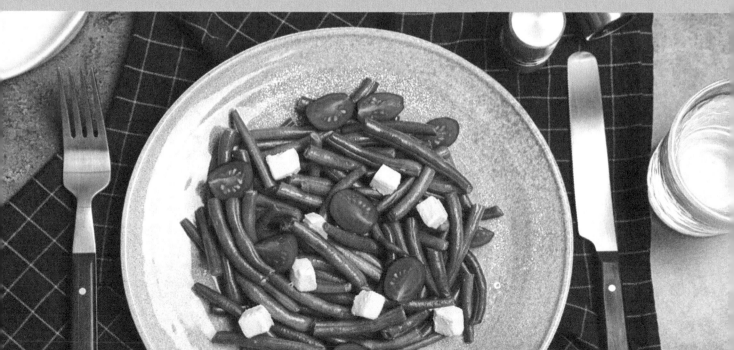

SALADE DE POIRES ET DEFROMAGE AVEC ENDIVES

1 PORTION (420G) APPORTE DE LIPIDES: **27G** • DE GLUCIDES: **28G** • DE PROTÉINES: **16G**
CALORIES: **425KCAL** • CE PLAT FOURNIT **101KCAL POUR 100G**

INGRÉDIENTS
(pour 2 personnes)

450 g	d'endives
1	oignon rouge de taille moyenne
500 g	de poires mûres
1	cuillère à café de graines de coriandre séchées
2	cuillères à café d'huile d'olive
1	cuillère à café de sucre roux
40 g	de crème fraîche
100 g	de fromage bleu
	Sel, poivre

CONSEILS

Vous pouvez également utiliser de la salade frisée ou chicorée comme base pour cette salade fruitée au fromage.

PRÉPARATION

1. Préchauffez le four à 100 °C.

2. Coupez les endives en quatre à partir du tronc, lavez-les et égouttez-les.

3. Épluchez l'oignon, coupez-le en deux puis en lamelles étroites.

4. Lavez les poires, retirez les pédoncules et le cœur. Coupez les poires en quartiers.

5. Pilez les graines de coriandre dans un mortier.

6. Chauffez 1 cuillère à café d'huile dans une grande poêle. Faites-y sauter les quartiers d'endives pendant 1 à 2 minutes en remuant. Mettez dans un plat à four et réservez au chaud dans le four éteint.

7. Faites à nouveau chauffer 1 cuillère à café d'huile dans la même poêle. Faites-y griller la coriandre pendant 1 minute, ajoutez les oignons et faites-les dorer.

8. Ajoutez ensuite les poires et faites-les sauter 1 à 2 minutes en les retournant. Ajoutez le sucre roux, déglacez avec la crème. Salez et poivrez.

9. Placez les endives rôties dans deux assiettes. Ajoutez les poires par-dessus de manière uniforme.

10. Arrosez le tout d'un peu de sauce à la crème. Émiettez le fromage bleu sur chacune des salades.

SALADE D'AVOCAT ET DE TOMATES

INGRÉDIENTS

500 g	de tomates cocktail (multicolores)
4	tiges de coriandre (ou de basilic)
140 g	de mozzarella
1	citron
1	cuillère à soupe d'huile d'olive
1	avocat mûr
	Sel, poivre

CONSEIL

Vous pouvez utiliser de la feta à la place de la mozzarella si vous le souhaitez.

PRÉPARATION

1. Lavez les tomates et coupez-les en quatre.

2. Lavez la coriandre et secouez-la pour la sécher. Effeuillez les tiges et hachez-les finement.

3. Coupez la mozzarella en cubes de la taille d'une bouchée.

4. Pour la vinaigrette : pressez le citron puis mélangez bien le jus de citron avec le sel, le poivre et enfin l'huile.

5. Coupez l'avocat en deux dans le sens de la longueur et retirez le noyau. Retirez la chair à l'aide d'une cuillère et coupez-la en cubes de la taille d'une bouchée.

6. Mélangez délicatement avec les tomates et la mozzarella.

7. Disposez dans deux petits bols, parsemez de coriandre et arrosez avec la vinaigrette.

UNE ASSIETTE APPORTE: DE LIPIDES: **38G** • DE PROTÉINES: **17G**

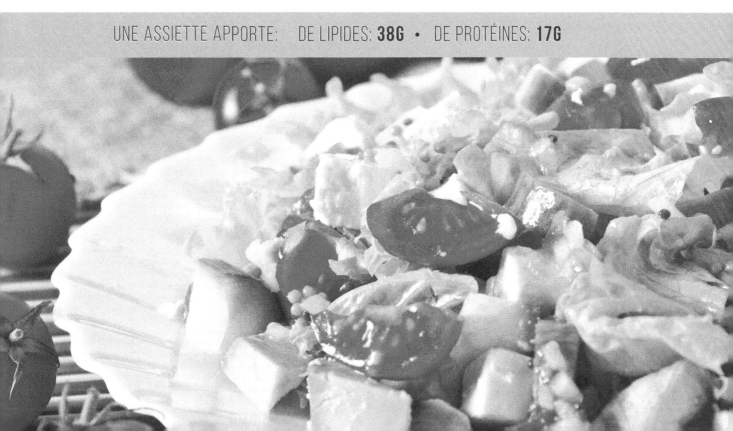

SALADE D'ORANGES ET DE BETTERAVES AU GORGONZOLA ET AUX NOIX

INGRÉDIENTS

10	grammes de miel
20 g	de noix
½	(75g) orange
100 g	de betterave (cuite, sous vide)
100 g	de chicorée
75g	gorgonzola
1	cuillère à soupe d'huile d'olive
2	cuillères à soupe de vinaigre balsamique léger
	Des gants en caoutchouc
	Sel au goût

PRÉPARATION

1. Faites fondre le miel dans une petite casserole ; ajoutez les noix pour les caraméliser. Retirez la casserole du feu, laissez refroidir les noix et les hacher.

2. Pelez l'orange, enlevez également la peau blanche et coupez l'orange en croix. Mettez des gants en caoutchouc, égouttez, lavez et tranchez les betteraves. Nettoyez les endives, coupez-les transversalement en lanières d'environ 1 cm de large, lavez-les et égouttez-les dans une passoire. Coupez le gorgonzola en cubes d'environ 1 cm.

3. Mettez tous les ingrédients préparés dans un bol. Mélangez l'huile d'olive et le vinaigre dans une tasse ; utilisez ce mélange pour assaisonner la salade et salez selon votre goût.

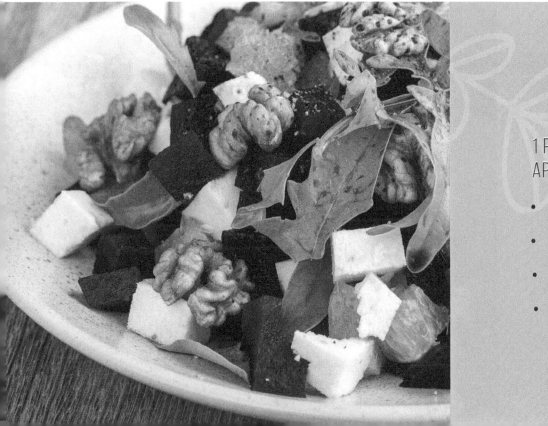

1 PORTION (485G) APPORTE

- CALORIES: **545KCAL**
- DE LIPIDES : **39G**
- DE GLUCIDES: **25G**
- DE PROTÉINES: **21G**

SALADE DE ROQUETTE AUX BAIES ET MOZZARELLA

INGRÉDIENTS

(Pour la salade)

100 g	de roquette
50 g	de myrtilles
125g	de mozzarella
20 g	de noix de pécan
15g	de canneberges

(Pour la vinaigrette)

1	cuillère à soupe de jus de citron
	Sel et poivre noir au goût
2	cuillères à soupe d'huile d'olive

PRÉPARATION

1. Triez la roquette, lavez-la et secouez-la pour la faire sécher. Lavez les baies et essuyez-les avec du papier absorbant. Égouttez la mozzarella et coupez-la en morceaux.

2. Faites torréfier les noix de pécan dans une poêle sans matière grasse et hachez-les grossièrement.

3. Mélangez la roquette, la mozzarella, les noix de pécan et les canneberges dans un bol et disposez le tout sur une assiette.

4. Pour la vinaigrette, ajoutez l'huile et le jus de citron avec du sel et du poivre dans un bol. Arrosez la salade avec la vinaigrette.

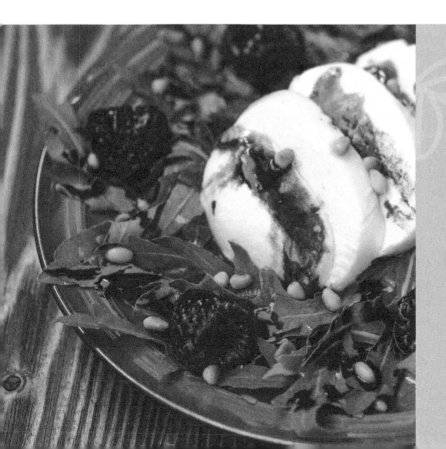

1 PORTION (355G) APPORTE

- CALORIES: **615KCAL**
- DE LIPIDES : **45G**
- DE GLUCIDES: **23G**
- DE PROTÉINES: **29G**

SALADE DE POIS CHICHES AU PIMENT, MENTHE ET MANCHEGO

INGRÉDIENTS

(Pour la salade)

100 g	de pois chiches (en conserve)
10 g	d'olives noires (marinées à l'eau, sans noyaux)
1	oignon rouge
¼	(100g) concombre
1	oignon nouveau
75 g	de tomates cocktail
½	poivron jaune
1	piment rouge
60 g	de manchego (en un seul morceau)
½	botte de menthe

(Pour la vinaigrette)

1	cuillère à soupe de vinaigre balsamique léger
	Sel et poivre blanc au goût
1	cuillère à soupe d'huile d'olive
1	cuillère à café de miel
1	cuillère à café de zeste râpé de 1 citron bio
1	cuillère à soupe de poudre de piment de jus de citron au goût

PRÉPARATION

1. Égouttez les pois chiches et les olives dans une passoire. Coupez les olives en deux. Pelez l'oignon et le concombre. Coupez le concombre en dés et coupez l'oignon en rondelles. Nettoyez, lavez et coupez l'oignon nouveau en rondelles.

2. Lavez et coupez les tomates en quartiers. Coupez le poivron et les piments dans le sens de la longueur, nettoyez, lavez et retirez le cœur du poivron. Coupez le poivron en dés. Retirez le piment en lanières. Retirez le fromage en dés.

3. Mélangez les ingrédients préparés dans un bol. Lavez la menthe et secouez-la pour la faire sécher, arrachez les feuilles, hachez-les et ajoutez-les à la salade.

4. Pour la vinaigrette, mélangez le vinaigre avec le sel, le poivre, l'huile d'olive, le miel, le zeste et le jus de citron dans un bol. Mélangez la salade avec la vinaigrette et assaisonnez selon votre goût avec de la poudre de piment, du sel et du poivre.

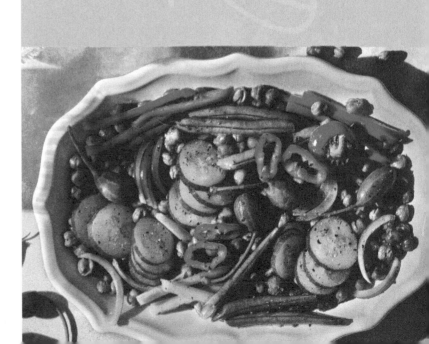

1 PORTION (535G) APPORTE

- CALORIES: **540KCAL**
- DE LIPIDES: **32G**
- DE GLUCIDES: **30G**
- DE PROTÉINES: **25G**

TOMATES ET MÂCHE AVEC LANIÈRES DE BŒUF ET FETA

INGRÉDIENTS

50 g	de mâche
50g	de feta
1	(120 g) steak de bœuf
2	cuillères à soupe d'huile d'olive
	Sel et poivre coloré au goût
100 g	de tomates cocktail
1	gousse d'ail
1	cuillère à café de sucre
1	cuillère à soupe de vinaigre balsamique léger

PRÉPARATION

1. Triez la mâche, lavez-la et égouttez-la. Égouttez et coupez la feta en dés.

2. Coupez le bœuf en fines lanières. Faites chauffer 1 cuillère à soupe d'huile d'olive dans une poêle recouverte de papier sulfurisé, faites sauter le bœuf pendant 4 à 6 minutes et assaisonnez avec du sel et du poivre.

3. Lavez les tomates et séchez-les. Pelez et pressez l'ail. Faites fondre le sucre dans une petite casserole. Ajoutez le beurre et laissez mousser. Ensuite, ajoutez le vinaigre balsamique puis l'ail et faites cuire brièvement. Ajoutez les tomates, laissez cuire pendant 3 à 5 minutes et assaisonnez avec du sel et du poivre.

4. Mélangez tous les ingrédients, arrosez du reste d'huile d'olive et assaisonnez avec du sel et du poivre.

1 PORTION (350G) APPORTE   DE LIPIDES: **41G** • DE GLUCIDES: **8G**
CALORIES: **585KCAL** • DE PROTÉINES: **44G**

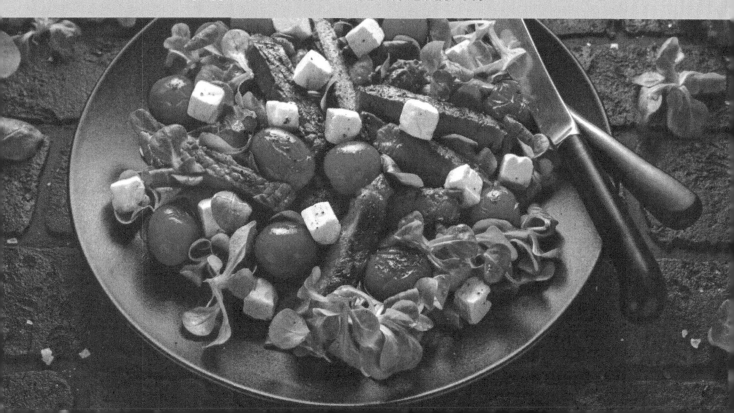

SALADE AUX CREVETTES, NOIX DE CAJOU ET VINAIGRETTE AU CITRON

INGRÉDIENTS
(Pour la salade)

100 g	de laitue, par ex. trévise, frisée, romaine
50 g	de tomates cocktail
25 g	d'olives noires (marinées à l'eau, sans noyaux)
30 g	de noix de cajou
150 g	de crevettes crues
1	cuillère à soupe d'huile d'olive
	Sel et poivre au goût

(Pour la vinaigrette)

1	cuillère à soupe de jus de citron
2	cuillères à soupe d'huile d'olive
½	cuillère à café de miel
½	cuillère à café de moutarde douce
1	cuillère à café de zeste râpé d'un citron bio

PRÉPARATION

1. Lavez la laitue et secouez-la pour la faire sécher. Lavez les tomates, séchez-les avec du papier absorbant et coupez-les en quartiers. Égouttez et tranchez les olives. Faites torréfier les noix de cajou dans une petite poêle antiadhésive sans matière grasse. Mélangez le tout dans un bol.

2. Rincez les crevettes à l'eau froide, séchez-les avec du papier absorbant et retirez les intestins (le fil noir), le cas échéant. Pelez et pressez l'ail.

3. Faites chauffer l'huile d'olive dans une poêle et faites revenir brièvement l'ail. Ajoutez les crevettes, faites sauter pendant 2-3 minutes et ajoutez le tout à la salade.

4. Pour la vinaigrette, mélangez le jus de citron, l'huile, le miel, la moutarde et le zeste de citron dans un bol. Arrosez la salade avec la vinaigrette. Assaisonnez avec un peu de

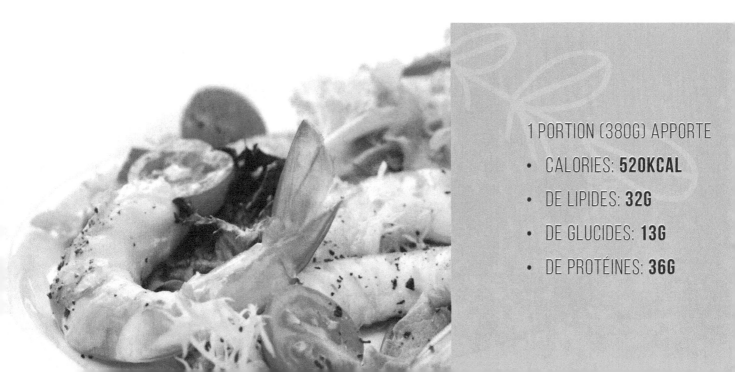

1 PORTION (380G) APPORTE

- CALORIES: **520KCAL**
- DE LIPIDES: **32G**
- DE GLUCIDES: **13G**
- DE PROTÉINES: **36G**

SALADE DE FENOUIL TIÈDE

1 PORTION (440G) APPORTE   DE LIPIDES: **38G** • DE GLUCIDES: **13G** • DE PROTÉINES: **32G**

CALORIES: **515KCAL** • CE PLAT APPORTE **117KCAL POUR 100G**

INGRÉDIENTS

3-4	bulbes de fenouil (environ 900 g)
140 g	de gouda de chèvre mi-affiné
1	cuillère à soupe d'huile d'olive
2	œufs durs
2	cuillères à café de vinaigre balsamique blanc
40	grammes de crème
	Sel, poivre

PRÉPARATION

1. Lavez le fenouil. Coupez la partie verte et mettez-là de côté. Coupez la tige de chaque bulbe de fenouil. Coupez les tubercules en quartiers. Coupez le fromage de chèvre en petits cubes.

2. Faites chauffer l'huile dans une poêle. Faites frire les tranches de fenouil des deux côtés jusqu'à ce qu'elles soient bien dorées mais toujours al dente.

3. Pour la vinaigrette, mélangez bien le vinaigre avec du sel, du poivre et enfin la crème. Écalez les œufs et coupez-les en quatre dans le sens de la longueur. Assaisonnez le fenouil frit avec du sel et du poivre. Mélangez le fromage de chèvre et la vinaigrette. Disposez dans deux assiettes avec les œufs et garnissez de fanes de fenouil. Servez immédiatement.

VARIANTE VÉGÉTALIENNE

Remplacez le fromage et l'œuf par des haricots blancs en conserve (poids égoutté 150 g) et ajoutez-les au fenouil dans la poêle pendant les dernières minutes de cuisson. Si vous avez plus de temps, faites tremper 80 g de haricots secs pendant une nuit et faites-les bouillir dans de l'eau fraîche selon les instructions sur le paquet jusqu'à ce qu'ils soient tendres. Incorporez les haricots cuits tièdes à la salade de fenouil.

SALADE DE CHAMPIGNONS AU PECORINO

1 PORTION (420G) APPORTE   DE LIPIDES: **30G**   •   DE GLUCIDES: **12G**   •   DE PROTÉINES: **28G**
CALORIES: **425KCAL** • CE PLAT APPORTE **101KCAL POUR 100G**

INGRÉDIENTS

800 g de champignons frais

2 gros oignons rouges (environ 300 g)

1 citron bio

2 cuillères à soupe d'huile d'olive

100 g de pecorino au poivre

2-3 brins de thym citron (substitut : thym)

Sel, poivre

VARIANTE VÉGÉTALIENNE

Vous pouvez affiner la salade de champignons avec des lentilles au lieu du fromage pecorino.

PRÉPARATION

1. Frottez les champignons pour les faire sécher, coupez les extrémités des pieds et coupez les champignons en quartiers. Pelez les oignons, coupez-les en deux puis en fines lamelles. Rincez le citron, séchez-le et râpez 1 cuillère à café de zeste. Coupez-le ensuite en deux dans le sens de la largeur et coupez 4 tranches fines. Coupez le pecorino en lanières avec une trancheuse de concombre.

2. Faites chauffer l'huile dans une grande poêle antiadhésive. Y faire sauter les oignons jusqu'à ce qu'ils soient translucides. Faites sauter ensuite les champignons et les 4 tranches de citron jusqu'à ce que les champignons soient cuits. Sortez les rondelles de citron. Détachez les feuilles de thym des branches et parsemez-les sur les champignons. Assaisonnez la salade de champignons tiède dans un bol avec du jus de citron, du zeste de citron râpé, du sel et du poivre. Mélangez vigoureusement et servez dans assiettes avec le pecorino

Salade de champignons aux lentilles beluga : Pour ce faire, mettez 50 g de lentilles beluga avec 150 ml d'eau et le bouillon de légumes dans une casserole et portez à ébullition. Laissez cuire les lentilles environ 15-20 minutes. Ajoutez la salade de champignons.

CONSEILS

Selon vos goûts, vous pouvez également assaisonner la salade de champignons avec du basilic frais ou du persil frais. Au lieu de pecorino, le parmesan ou le fromage de brebis grec sont également délicieux avec la salade de champignons.

SALADE D'ASPERGES FRITES À L'ORANGE

INGRÉDIENTS

1 kg	d'asperges blanches
2	oranges non traitées (environ 640 g)
1	cuillère à soupe d'huile d'olive
1	cuillère à soupe d'huile d'olive à l'orange
60 g	de parmesan
	Sel, poivre

VARIANTE VÉGÉTALIENNE

Au lieu du parmesan, des amandes effilées (60 g) grillées à la poêle conviennent aussi très bien.

PRÉPARATION

1. Lavez les asperges, pelez-les à l'exception des pointes d'asperges et coupez la base dure de l'asperge en biais. Coupez les pointes d'asperges à 3 cm, puis coupez le reste d'asperges en fines tranches. À l'aide d'une mandoline, coupez le parmesan en lanières. Pelez les oranges, y compris la peau blanche. Coupez des filets d'oranges avec un couteau bien aiguisé au-dessus d'un bol. Égouttez bien les filets, utilisez une passoire pour cela. (Le jus n'est pas nécessaire, il rend la salade trop liquide.)

2. Faites chauffer 1 cuillère à soupe d'huile d'olive dans une grande poêle antiadhésive. Y faire sauter les asperges pendant 5-6 minutes en remuant. Assaisonnez avec du sel et du poivre. Mélangez les asperges, les filets d'orange et l'huile d'olive aromatisée à l'orange. Assaisonnez avec du sel et du poivre. Disposez la salade dans deux assiettes et saupoudrez les plats avec du parmesan.

ASTUCES

Pour un goût d'orange encore plus prononcé - ou à la place de l'huile d'olive aromatisée à l'orange - incorporer un peu de zeste d'orange râpé. Vous pouvez également cuisiner le fenouil de cette façon. Il se marie très bien avec les oranges.

1 PORTION (440G) APPORTE : DE LIPIDES: **23G** • DE GLUCIDES: **18G** • DE PROTÉINES: **18G**
CALORIES: **330KCAL** • CE PLAT APPORTE **76KCAL POUR 100G**

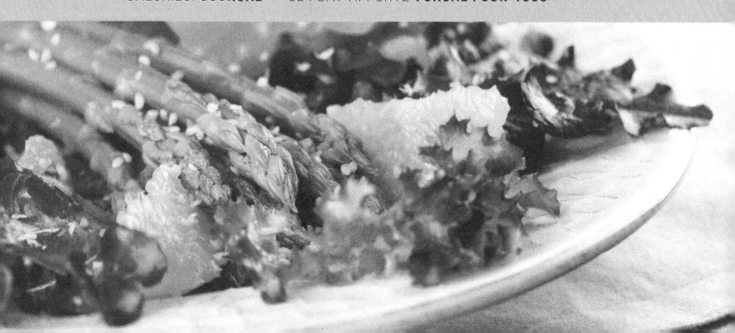

SALADE DE TOMATES À L'AVOCAT

INGRÉDIENTS

500 g de tomates cocktail de couleurs différentes

4 brins de coriandre (substitut : basilic)

140 g de mozzarella de bufflonne

1 citron

1 cuillère à soupe d'huile de sésame

1 avocat mûr (environ 250 g)

Sel, poivre

PRÉPARATION

1. Lavez et coupez les tomates en quartiers, coupez les tiges si nécessaire. Lavez la coriandre et séchez-la. Détachez les feuilles de la tige et hachez-les finement. Coupez la mozzarella en cubes de la taille d'une bouchée.

2. Pressez le citron. Pour la vinaigrette, mélangez vigoureusement le jus de citron avec le sel, le poivre et enfin l'huile.

3. Coupez l'avocat en deux dans le sens de la longueur, torsadez les moitiés l'une contre l'autre et retirez le noyau. Retirez la chair de la peau à l'aide d'une cuillère et coupez-la en cubes de la taille d'une bouchée. Incorporez délicatement les tomates et la mozzarella. Disposez dans deux bols, saupoudrez de coriandre et arrosez de vinaigrette.

ASTUCE

Si l'arôme de la mozzarella de bufflonne est trop fort pour vous, vous pouvez la remplacer par de la mozzarella à base de lait de vache, disponible dans le commerce.

VARIANTE VÉGÉTALIENNE

La salade est également délicieuse sans mozzarella. Ainsi, elle convient bien en entrée ou en accompagnement d'une soupe.

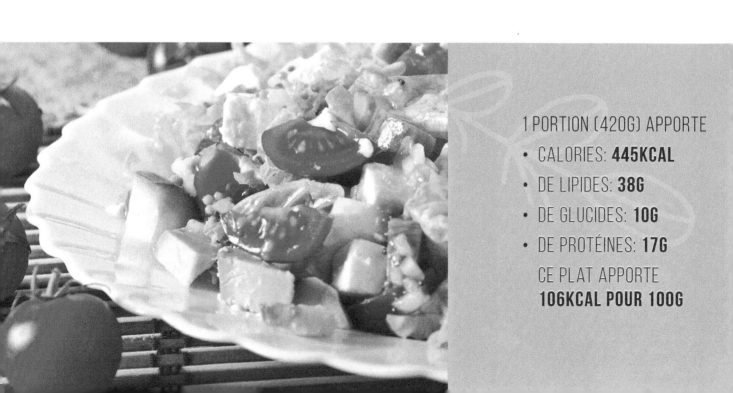

1 PORTION (420G) APPORTE
- CALORIES: **445KCAL**
- DE LIPIDES: **38G**
- DE GLUCIDES: **10G**
- DE PROTÉINES: **17G**

CE PLAT APPORTE
106KCAL POUR 100G

SALADE DE POIRES ET FROMAGE AUX ENDIVES

1 PORTION (420G) APPORTE : DE LIPIDES: **27G** • DE GLUCIDES: **28G** • DE PROTÉINES: **16G**
CALORIES: **425KCAL** • CE PLAT APPORTE **101KCAL POUR 100G**

INGRÉDIENTS

450 g	d'endives
1	oignon rouge moyen
500 g	de poires mûres (p. ex. Williams Christ)
1	cuillère à café de graines de coriandre séchées
2	cuillères à café d'huile de colza
1	cuillère à café de cassonade
40 g	de crème
100 g	de fromage bleu
	Sel, poivre

PRÉPARATION

1. Séparez l'endive de sa tige, lavez-la et égoutez-la dans une passoire. Épluchez l'oignon, coupez-le en deux puis en quartiers fins. Préchauffez le four à 100°C. Lavez les poires, coupez les pédoncules et les trognons. Coupez-les en quartiers. Concassez les graines de coriandre dans un mortier.

2. Faites chauffer 1 cuillère à café d'huile dans une grande poêle antiadhésive. Faites-y sauter les quartiers d'endives 1-2 minutes en remuant. Versez dans un plat à gratin et réservez au chaud à l'intérieur du four éteint. Faites chauffer à nouveau 1 cuillère à café d'huile dans la même poêle. Faites-y rôtir la coriandre pendant 1 minute, ajoutez les oignons et faites sauter jusqu'à ce qu'ils soient dorés. Ajoutez ensuite les poires et cuisez-les 1 à 2 minutes en les retournant. Versez la cassonade dessus, déglacez avec la crème et assaisonnez de sel et de poivre.

3. Disposez les endives frites dans deux assiettes. Retirez les poires de la poêle à l'aide d'une écumoire et répartissez-les uniformément dessus. Arrosez le tout d'un peu de sauce à la crème. Émiettez la moitié du fromage bleu sur chaque salade.

VARIANTE VÉGÉTALIENNE

Vous pouvez utiliser du sucre roux pour caraméliser les poires puis ajoutez 80 g de noix de cajou grossièrement hachées dans la poêle. Puis trempez-le avec de la crème d'avoine et dégustez la sauce avec quelques flocons de levure.

ASTUCE

Vous pouvez également utiliser de la frisée, de la chicorée ou du radicchio comme base pour la salade fruitée au fromage. Comme décrit dans la recette, ceux-ci ne sont pas non plus servis crus, mais brièvement frits.

SALADE DE POULET AU CITRON

INGRÉDIENTS

¾ tasse de céleri finement haché

¼ tasse de mayonnaise allégée

¼ tasse de yaourt nature allégé

¼ tasse d'oignons verts hachés finement

2 cuillères à soupe d'estragon frais haché

3 cuillères à soupe de jus de citron frais

1 cuillère à café de zeste de citron

3 poitrines de poulet cuites, désossées et sans peau coupées en cubes de 1,5 cm

1 pomme de couleur verte évidée et coupée en morceaux de 2,5 cm

Sel et poivre noir moulu au goût

PRÉPARATION

1. Mélangez le céleri, la mayonnaise, le yaourt, les oignons verts, l'estragon, le jus et le zeste de citron dans un grand bol.

2. Incorporez les cubes de poulet et les morceaux de pomme au mélange. Assaissonnez avec du sel et du poivre.

REMARQUE

Les recettes de salade de poulet sont mes préférées car elles sont toujours délicieuses. Vous pouvez en permanence avoir quelque chose de nouveau et de frais dans votre assiettre grâce aux nombreuses combinaisons d'ingrédients possibles lors de la préparation de cette saladede poulet. Cette recette est une excellente variante à la salade de poulet traditionnelle. On utilise du citron frais et des épices pour créer une saveur unique. De plus, ce jus de citron supplémentaire apporte davantage d'acidité au plat, ce qui aide à réduire la charge glycémique du repas.

VARIANTE

Pour ajouter de la variété à cette savoureuse salade de poulet, remplacez la pomme verte par 1 tasse de canneberges séchées ou 1 tasse de raisins coupés en deux.

ASTUCE

Gagnez du temps en utilisant environ 3 tasses de poulet rôti ou 3 tasses de restes de poulet grillé à la place des poitrines de poulet.

1 PORTION APPORTE

- CALORIES: **240KCAL**
- DE LIPIDES: **5G**
- SEL: **250MG**
- CHARGE GLYCÉMIQUE : **1**
- DE GLUCIDES: **13G**
- DE PROTÉINES: **34G**
- CHOLESTÉROL: **91MG**

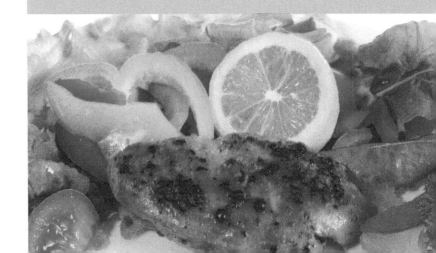

SALADE D'ÉPINARDS AU POULET GRILLÉ

INGRÉDIENTS

¾	tasse d'huile d'olive extra vierge
2	cuillères à soupe d'origan frais haché
2	cuillères à soupe de vinaigre balsamique
4	demi-poitrines de poulet désossées et sans peau
	Sel et poivre noir moulu au goût
	Un paquet de 140 g de feuilles d'épinards
450 g	de tomates de couleurs assorties coupées en quartiers
250 g	de tomates Poire (tomate en forme de larme)
	(égalemen t appelées tomates poires)
½	tasse d'olives Kalamata coupées en deux et dénoyautées
¼	tasse de fromage feta

PRÉPARATION

1. Faites chauffer le gril ou la poêle à feu moyen-vif.

2. Fouettez ensemble l'huile d'olive, l'origan et le vinaigre dans un bol de taille moyenne. Versez ¼ de tasse pour arrosez le poulet.

3. Badigeonnez légèrement le poulet avec la vinaigrette que vous venez de préparer. Salez et poivrez selon votre goût et faites cuire le poulet sur le gril jusqu'à ce qu'il soit bien cuit, environ 7 minutes de chaque côté. Transférez le poulet sur une planche à découper et laissez refroidir.

4. Pendant que le poulet refroidit, mélangez les épinards, les tomates, les olives et le fromage feta dans un grand bol. Mélangez avec suffisamment de vinaigrette pour enrober uniformément (vous n'aurez peut-être pas besoin de tout utiliser). Assaisonnez avec du sel et du poivre.

5. Couper le poulet grillé en fines lanières de 1 cm d'épaisseur. Garnissez la salade avec les lanières de poulet grillé.

1 PORTION APPORTE :

- CALORIES: **271KCAL**
- DE LIPIDES: **10G**
- SEL: **452MG**
- CHARGE GLYCÉMIQUE : **0**
- DE GLUCIDES: **14G**
- DE PROTÉINES: **31G**
- CHOLESTÉROL: **81MG**

REMARQUE

Cette recette avec du poulet grillé constitue une des idées de salades les plus simples pour le déjeuner. Le poulet est prêt plus rapidement lorsque vous le grillez que lorsque vous le faites cuire, cette recette constitue donc une option facile si vous avez un peu plus de temps pendant la journée. Si vous n'avez pas le temps de faire griller le poulet, utilisez simplement les restes que vous avez.

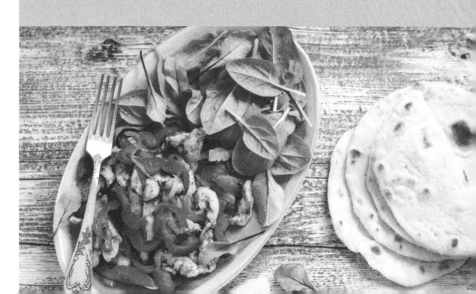

SALADE D'ÉPINARDS AU POULET, ORANGES ET AMANDES GRILLÉES

INGRÉDIENTS

3	cuillères à soupe de vinaigre de vin rouge
3	cuillères à soupe de jus d'orange
3	cuillères à soupe d'huile de colza
225 g	d'épinards frais
1½	tasse de quartiers d'orange frais coupés en morceaux (ou 1½ tasse de mandarines en conserve)
2	tasses de poulet cuit en cubes
¼	tasse de canneberges séchées
¼	tasse d'amandes effilées grillées

VARIANTE

Si vous souhaitez réaliser cette recette rien que pour vous et la déguster pendant quelques jours, préparez tous les ingrédients mais conservez-les séparément. De cette façon, vous pouvez facilement préparer cette salade lorsque vous êtes prêt !

PRÉPARATION

1. Fouettez le vinaigre, le jus d'orange et l'huile de colza dans un petit bol et réservez.

2. Mélangez les épinards, les quartiers d'orange (ou les mandarines), le poulet, les canneberges et les amandes. Mélangez avec suffisamment de vinaigrette pour imbiber uniformément tous les ingrédients.

3. Répartissez dans 6 assiettes et servez.

ASTUCE

Les épinards regorgent de nutriments, dont les vitamines K, A, C et E, ainsi que des folates et du fer. Couplée avec des oranges, des amandes et de la volaille maigre (vous pouvez utiliser des restes de poulet grillé ou de poulet sauté), cette recette est un puissant coup de poing pour la santé et sert de déjeuner très satisfaisant.

1 PORTION APPORTE

- CALORIES: **214KCAL**
- DE LIPIDES: **11G**
- SEL: **64MG**
- CHARGE GLYCÉMIQUE : **7**
- DE GLUCIDES: **13G**
- DE PROTÉINES: **17G**
- CHOLESTÉROL: **40MG**

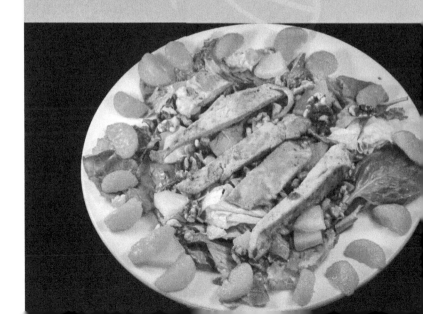

SALADE DE POULET AU CARI

INGRÉDIENTS

2	cuillères à café de curry en poudre
¼	tasse de mayonnaise allégée
¼	tasse de yaourt nature allégé
2	cuillères à café de miel
½	cuillère à café de en poudre
1	cuillère à café de jus d'orange
½	cuillère à café de zeste d'orange
3	tasses de morceaux de 1,27 cm de poitrines de poulet cuites, désossées et sans peau
1	tasse de raisins rouges sans pépins coupés en deux
½	tasse d'oignons verts tranchés finement
1/3	tasse de noix grillées et hachées grossièrement
	Sel et poivre noir moulu au goût

PRÉPARATION

1. Ajoutez le curry en poudre, la mayonnaise, le yaourt, le miel, le gingembre, le jus d'orange et le zeste d'orange dans un bol à mélangez de taille moyenne. Fouettez pour bien mélanger.

2. Incorporez le poulet, les raisins, les oignons verts et les noix. Assaisonnez avec du sel et du poivre.

―――――――――― REMARQUE ――――――――――

Ne vous faites pas avoir par le curry. Il s'agit d'une salade au curry au goût très léger qui n'est pas aussi forte que certaines des recettes traditionnelles au curry.

1 PORTION APPORTE

- CALORIES: **332KCAL**
- DE LIPIDES: **14G**
- SEL: **213MG**
- CHARGE GLYCÉMIQUE : **3**
- DE GLUCIDES: **15G**
- DE PROTÉINES: **36G**
- CHOLESTÉROL: **97MG**

―――――――――― ASTUCE ――――――――――

Pour une préparation plus rapide, utilisez 3 tasses de poulet rôti ou 3 tasses de restes de poulet grillé.

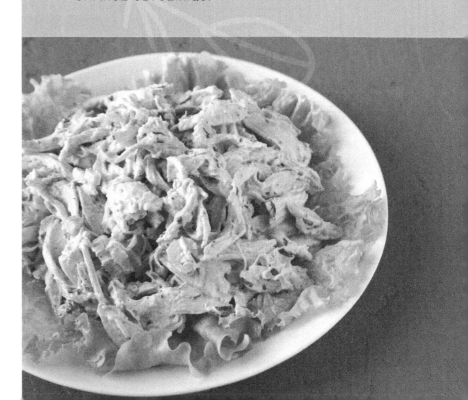

SALADE DE THON AUX OLIVES ET POIVRONS ROUGES

INGRÉDIENTS

2   cuillères à soupe de mayonnaise allégée

2   cuillères à soupe de yaourt nature allégé

1   cuillère à café de yaourt nature allégé

2   cuillères à soupe de jus de citron frais

     Une boîte de 340 g de thon pâle à l'huile d'olive, égoutté

2   cuillères à soupe de basilic frais haché

½   tasse de poivrons rouges rôtis hachés et égouttés, ou ½ tasse de poivrons rouges frais hachés

10   olives noires tranchées

1   grosse côte de céleri hachée

2   cuillères à soupe d'oignon rouge finement haché

     Sel et poivre noir moulu au goût

PRÉPARATION

1. Fouettez ensemble la mayonnaise, le yaourt, la moutarde et le jus de citron dans un grand bol.

2. Ajoutez les six ingrédients suivants et mélangez délicatement. Assaisonnez de sel et de poivre.

ASTUCE

Les épinards regorgent de nutriments, dont les vitamines K, A, C et E, ainsi que des folates et du fer. Couplée avec des oranges, des amandes et de la volaille maigre (vous pouvez utiliser des restes de poulet grillé ou de poulet sauté), cette recette est un puissant coup de poing pour la santé et sert de déjeuner très satisfaisant.

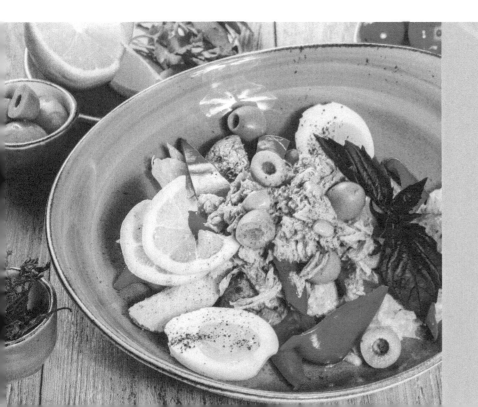

1 PORTION APPORTE

- CALORIES : **185KCAL**
- CHARGE GLYCÉMIQUE : **0**
- DE LIPIDES : **7G**
- CHOLESTÉROL : **13MG**
- SEL : **496MG**
- DE GLUCIDES : **8G**
- DE PROTÉINES : **21G**

PLATS PRINCIPAUX

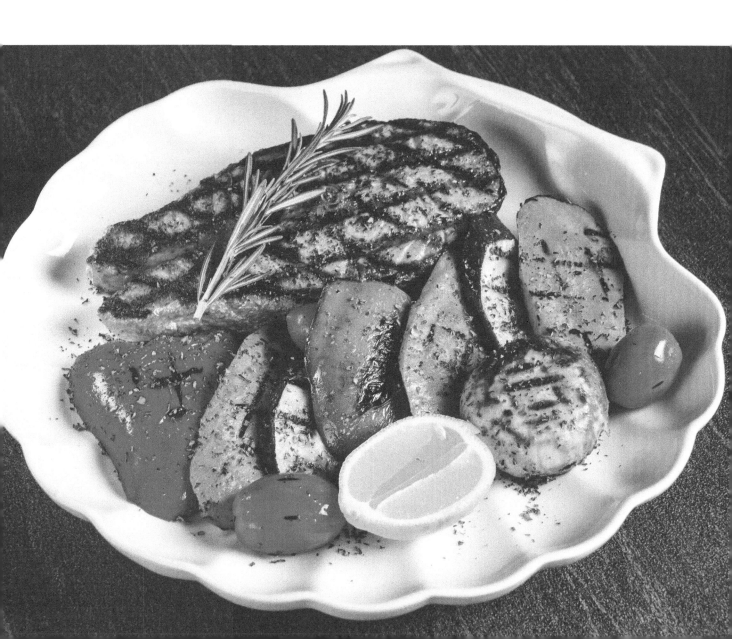

NIDS DE CAROTTES AU FOUR

1 PORTION (400G) APPORTE: DE LIPIDES: **24G** • DE GLUCIDES: **17G** • DE PROTÉINES: **28G**
CALORIES: **395KCAL** • CE PLAT APPORTE **99KCAL POUR 100G**

INGRÉDIENTS
(Pour la sauce bolognaise soja)

½	cuillère à café de bouillon de légumes granulé (produit instantané)
40 g	de lamelles de soja (petites)
1	petit oignon
1	cuillère à café d'huile d'olive
1-2	brin(s) de romarin
1-2	brin(s) de thym
400 g	de tomates en dés (en conserve)
100 ml	de jus de tomate

(Pour les nids de carottes)

750 g	e carottes
1	cuillère à café d'huile d'olive
80 g	de parmesan râpé
	Sel, poivre
	Un peu de beurre pour graisser

PRÉPARATION

1. Pour la bolognaise au soja, mélangez le bouillon granulé avec 100 ml d'eau chaude. Faites-y tremper les lanières de soja pendant 10 minutes. Épluchez et émincez finement l'oignon. Arrachez les feuilles de romarin et de thym des branches. Égouttez les lanières de soja dans une passoire en récupérant le bouillon de légumes.

2. Faites ensuite chauffer l'huile dans une poêle de taille moyenne. Faites-y sauter l'oignon jusqu'à ce qu'il soit translucide. Ajoutez le romarin, le thym et les lanières de soja et faites sauter brièvement en remuant. Ajoutez le bouillon de légumes. Incorporez les tomates et le jus de tomate. Laissez mijoter doucement à feu doux avec le couvercle fermé pendant environ 40 minutes. Remuez de temps en temps.

3. Après environ 30 minutes de cuisson, préchauffez le four à 180°C (160°C pour un four ventilé). Nettoyez et lavez les carottes. À l'aide d'un couteau bien aiguisé, couper en longues et fines lanières semblables à des linguines. Placez les lanières de carottes dans un bol, salez et mélangez bien. Mélangez l'huile et 40 g de parmesan. Graissez légèrement une plaque à pâtisserie avec un peu de beurre. Déposez le mélange de carottes et de fromage pour former 6 « nids » sur la plaque.

4. Assaisonnez la sauce bolognaise au soja avec du sel et du poivre. Répartissez uniformément dans les nids. Saupoudrez du reste de parmesan. Faites cuire au four (milieu) environ 25 minutes.

ROULEAUX DE BLETTES

1 PORTION (470G) APPORTE: DE LIPIDES: **38G** • DE GLUCIDES: **21G** • DE PROTÉINES: **40G**
CALORIES: **590KCAL** • CE PLAT APPORTE **125KCAL POUR 100G**

INGRÉDIENTS

1	gros oignon (enviro 150 g)
3	cuillères à café d'huile de sésame
200 g	de tofu fumé
40 g	d'amandes en poudre
20 g	e son d'avoine
2	œufs sauce soja et poivre
7 0 0 - 800g	de blettes (grandes feuilles)
6 à 10	brochettes de brochettes

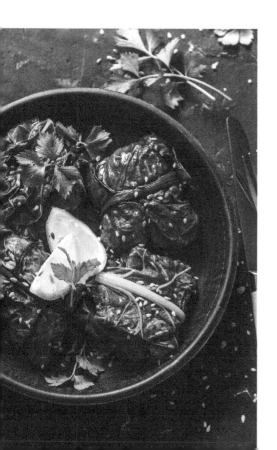

PRÉPARATION

1. Pelez et émincez finement l'oignon. Faites chauffer 1 cuillère à café d'huile de sésame dans une petite poêle. Faites-ysauter l'oignon jusqu'à ce qu'il soit translucide. Laissez ensuite refroidir. Mixez le tofu fumé. Mélangez bien dans un bol avec les amandes, le son d'avoine, les œufs et l'oignon. Assaisonnez de sauce soja et de poivre.

2. Lavez 6 à 10 grandes feuilles de blettes et coupez les tiges, y compris la nervure centrale des blettes, en forme de V et mettez de côté. Lavez le reste des blettes et coupez les extrémités des tiges. Coupez les feuilles et les tiges (environ 500 g) en lanières. Faites blanchir les grandes feuilles de blettes préparées et mises de côté dans une grande casserole d'eau bouillante salée pendant 1 à 2 minutes. Rincez ensuite à l'eau glacée, égouttez et séchez si nécessaire.

3. Disposez les feuilles de blettes les unes à côté des autres et badigeonnez chacune avec la même quantité de mélange de tofu en laissant une bordure de 1 cm tout autour. Repliez soigneusement les bords de chaque feuille sur le mélange des 4 côtés. Fixez chaque rouleau avec 1 brochette. Préchauffez le four à 100°C.

4. Faites chauffer 2 cuillères à café d'huile de sésame dans une grande poêle antiadhésive. Faites-y sauter les rouleaux sur les quatre faces pendant 3 minutes à feu moyen. Disposez fermement dans un plat à gratin et réservez au chaud au four. Faites cuire les lanières de blettes dans la graisse de friture avec maximum 60 ml d'eau et 1 à 3 cuillères à soupe de sauce soja à feu moyen pendant 8 à 10 minutes. Répartissez les blettes dans deux assiettes et déposez les rouleaux dessus.

VARIANTE VÉGÉTALIENNE

Au lieu d'œufs, vous pouvez utiliser des substituts d'œufs végétaliens. Ou mélangez uniformément ½ à 1 cuillère à café de gomme de caroube dans le mélange de tofu.

LÉGUMES ÉPICÉS AUX LENTILLES CORAIL

1 PORTION (470G) APPORTE: DE LIPIDES: **26G** • DE GLUCIDES: 27G • DE PROTÉINES: **22G**

CALORIES: **430KCAL** • CE PLAT APPORTE **91KCAL POUR 100G**

INGRÉDIENTS

220 g	de haricots mange-tout verts
300 g	de brocoli
1	oignon rouge de taille moyenne (environ 100 g)
250 g	de poivrons verts
½	cuillère à café de coriandre séchée
½	cuillère à café de cumin
1	petit piment séché
40 g	de cacahuètes (non salées et non grillées)
60 g	de lentilles corail
2	cuillères à soupe d'huile de sésame
160 g	de yaourt au lait entier (3,8 % de matière grasse)
	Sel, poivre

PRÉPARATION

1. Lavez, coupez et séchez les haricots. Divisez le brocoli en petits bouquets et laver. Coupez les bouquets de brocoli en deux avec un couteau et séchez-les. Épluchez l'oignon, coupez-le en deux et coupez-le en fines lamelles. Lavez et coupez les poivrons et coupez-les en petits diamants. Écrasez la coriandre, le cumin et le piment dans un mortier et un pilon. Hachez finement les cacahuètes.

2. Portez à ébullition les lentilles corail avec 150 ml d'eau dans une casserole. Faites-les cuire à feu doux pendant environ 15 minutes jusqu'à ce qu'elles soient tendres mais encore légèrement al dente.

3. Pendant ce temps, faites chauffer l'huile dans une poêle enduite. Faites-y cuire les haricots pendant 4 minutes à feu doux. Tournez de temps en temps. Ajoutez le brocoli et laissez cuire encore 4 minutes en remuant de temps en temps. Faites ensuite cuire les oignons pendant 2 minutes. Ajoutez enfin les poivrons et faites sauter les légumes encore 2 minutes à feu moyen-vif.

4. Incorporez les lentilles rouges cuites et les épices broyées. Assaisonnez les légumes avec du sel et du poivre. Étalez sur deux assiettes, versez le yaourt dessus ou tamponnez-le à côté et saupoudrez les lentilles avec les cacahuètes.

TOFU VÉGÉTALIEN MÉDITERRANÉEN

Utilisez du yaourt au soja naturel à la place du yaourt au lait de vache. Alternativement, vous pouvez ajouter du lait de coco pendant la cuisson des lentilles.

CHAMPIGNONS FARCIS

1 PORTION (450G) APPORTE: DE LIPIDES: **25G** • DE GLUCIDES: **14G** •   DE PROTÉINES: **23G**
CALORIES: **365KCAL** • CE PLAT APPORTE **81KCAL POUR 100G**

INGRÉDIENTS

550 g	de champignons (12-16 pièces)
2	poireaux (environ 400 g)
1½	cuillère à soupe d'huile d'olive
100 g	de Gorgonzola
300 g	de tomates cocktail
200 ml	de jus de tomate
	Sel, poivre
	de beurre pour le moule

PRÉPARATION

1. Séchez les champignons, coupez les extrémités des tiges. Retirez les tiges et mettez de côté. Enlevez les poireaux et lavez-les soigneusement. Coupez les parties blanche et vert clair en quatre dans le sens de le sens de la longueur et coupez-les en fines rondelles. Faites chauffer 1 cuillère à soupe d'huile dans une grande poêle antiadhésive. Faites-y sauter les poireaux pendant 3 minutes. Ajoutez du sel et du poivre.

2. Préchauffez le four à 180°C (160°C pour un four ventilé). Graissez légèrement une grande cocotte avec du beurre. Placez-y les têtes de champignons et remplissez-les uniformément de poireaux. Ajoutez environ 2 cuillères à soupe de poireaux cuits à la vapeur dans la poêle. Coupez le gorgonzola en autant de tranches qu'il y a de champignons. Couvrez les têtes de champignons farcies avec 1 tranche de fromage chacune. Faites cuire au four (milieu) environ 30 minutes.

3. Coupez finement les pieds des champignons. Lavez et coupez en quartiers les tomates cocktail. A bout de 15 minutes de cuisson des champignons, faites à nouveau chauffer le reste des poireaux dans la poêle avec ½ cuillère à soupe d'huile d'olive. Ajoutez les dés de champignons et les tomates et faites sauter 2 minutes. Ajoutez le jus de tomate, assaisonnez de sel et de poivre et réduisez en purée au mixeur plongeant. Versez un miroir de sauce tomate dans chacune des deux assiettes et déposez dessus les têtes de champignons gratinées.

VARIANTE VÉGÉTALIENNE

Vous pouvez remplacer le gorgonzola par un mélange de pignons de pin finement hachés (environ 60 g) et de 3 cuillères à soupe de pesto de basilic pour le gratin. Cette sauce béchamel végétalienne est également très bonne. Vous pouvez utiliser de l'huile pour le moule au lieu du beurre.

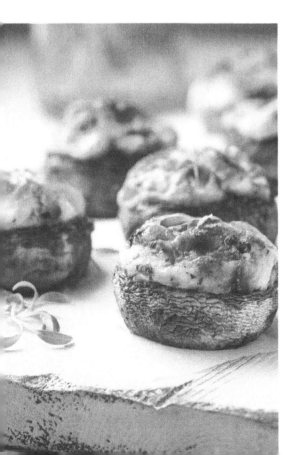

FROMAGE FETA MÉDITERRANÉEN

1 PORTION (450G) APPORTE: DE LIPIDES: **35G** • DE GLUCIDES: **25G** • DE PROTÉINES: **22G**
CALORIES: **505KCAL** • CE PLAT APPORTE **112KCAL POUR 100 G**

INGRÉDIENTS

800 g	de courgettes
60 g	d'olives vertes dénoyautées
2	gros oignons (environ 340 g)
20 g	de câpres
2	citrons bio
2	cuillères à soupe d'huile d'olive
150 g	de feta (fromage de brebis)
	Sel, poivre
	Un peu de beurre pour le moule

PRÉPARATION

1. Lavez les courgettes, coupez les extrémités. Coupez les courgettes en quatre dans le sens de la longueur et les trancher.

2. Égouttez soigneusement les olives dans une passoire. Pelez et hachez grossièrement les oignons. Tranchez les olives. Égouttez soigneusement les câpres dans une passoire.

3. Lavez les citrons à l'eau chaude, séchez-les et coupez 2-3 tranches fines à partir du milieu.

4. Graissez un plat à gratin avec un peu de beurre. Faites chauffer l'huile dans une grande poêle antiadhésive. Faites-ysauter les oignons jusqu'à ce qu'ils soient translucides. Ajoutez les courgettes et cuisez 4 minutes. Remuez de temps en temps.

5. Préchauffez le four à 180°C (160°C pour un four ventilé). Incorporez les olives et les câpres dans la poêle avec les courgettes. Assaisonnez avec du sel et du poivre. Mettez les légumes dans la cocotte. Coupez le fromage de brebis en 2 tranches, déposez-les sur les légumes et garnissez de tranches de citron. Cuisez au four (milieu) environ 20 minutes.

6. Disposez dans deux assiettes et servez avec ½ citron chacune. Arrosez de jus de citron selon votre goût.

TOFU VÉGÉTALIEN MÉDITERRANÉEN

Il s'agit d'un tofu qui contient déjà des tomates séchées ou des herbes. Il est délicieux. Aujourd'hui, de plus en plus de variantes de tofu sont disponibles dans les magasins (magasins d'alimentation bio, magasins d'aliments naturels), qui ont un goût très différent par rapport au tofu nature, que de nombreux consommateurs trouvent un peu fade. Utilisez de l'huile pour le moule au lieu du beurre.

CAMEMBERT ET POIRESUR CHOU ROUGE

1 PORTION (460G) APPORTE: DE LIPIDES: **30G** • DE GLUCIDES: **32G** • DE PROTÉINES: **30G**

CALORIES: **511KCAL** • CE PLAT APPORTE **111KCAL POUR 100G**

INGRÉDIENTS

1	chou rouge (environ 700 g)
1	gros oignon rouge (environ 150 g)
2	cuillères à café de bouillon de légumes granulé (produit instantané)
1	cuillère à soupe d'huile de colza
1	cuillère à soupe de cassonade
2	feuilles de laurier
2	petits camemberts (80 g chacun)
1	œuf
40 g	de graines de sésame
1	poire de taille moyenne (ex. Williams Christ, environ 250 g)
	Sel, poivre
	Papier sulfurisé

PRÉPARATION

1. Retirez les feuilles extérieures du chou rouge. Coupez le chou en quatre, lavez-le et retirez le pédoncule. Coupez le chou en fines lanières. Pelez et émincez l'oignon. Mélangez le bouillon granulé avec 300 ml d'eau chaude.

2. Faites chauffer l'huile dans une grande casserole. Faites-y sauter l'oignon jusqu'à ce qu'il soit translucide. Ajoutez le chou et faites dorer en remuant. Ajoutez la cassonade en remuant, faites sauter brièvement. Déglacez ensuite avec le bouillon de légumes. Ajoutez les feuilles de laurier faites cuire le chou rouge à feu doux avec le couvercle fermé pendant environ 30 minutes. Remuez de temps en temps.

3. Après environ 20 minutes de cuisson, préchauffez le four à 180°C (160°C pour un four ventilé). Couvrez une plaque à pâtisserie de papier sulfurisé. Battez l'œuf dans une assiette creuse avec du sel et du poivre. Mettez les graines de sésame sur une soucoupe plate. Plongez d'abord les camemberts dans l'œuf, puis dans le sésame et placez-les sur la plaque. Faites cuire au four (centre) environ 15-20 minutes.

4. Lavez la poire, retirez le cœur et coupez la chair en dés. Incorporez le chou rouge et faites cuire encore 10 minutes. Disposez le chou rouge et la poire dans deux assiettes, chacune avec 1 camembert au sésame.

TOFU VÉGÉTALIEN AU SÉSAME AVEC CHOU ROUGE ET POIRE

Préparez le chou rouge et la poire comme décrit ci-dessus. Utilisez un substitut d'œuf végétalien et 200 g de tofu fumé. Coupez le tofu en deux horizontalement, puis en deux dans le sens transversal. Trempez-le d'abord dans le substitut d'œuf, puis enrobez-le de graines de sésame. Faites chauffer 1 cuillère à soupe d'huile dans une poêle et faites sauter le tofu des deux côtés.

SAUMON AU CITRON VERT ET BEURRE À L'AIL DES OURS AVEC ASPERGES AU PARMESAN

INGRÉDIENTS

500 g	d'asperges blanches
200 g	de feuilles d'épinards
2	filets de saumon avec la peau (environ 300 g)
1½	cuillère à soupe de jus de citron vert
30 g	de beurre ramolli
1	cuillère à soupe d'ail sauvage haché finement
30 g	de parmesan fraîchement râpé
	Sel, poivre au goût

ASTUCE

Vous pouvez aussi utiliser des blettes ou de la roquette à la place des épinards

PRÉPARATION

1. Pelez les asperges et faites-les cuire dans une grande quantité d'eau salée avec une pincée de sucre pendant 12-15 minutes, sur un feu moyen. Triez les épinards, lavez-les et faites-les cuire dans de l'eau bouillante salée environ 3 minutes.

2. Frottez le côté chair des filets de saumon avec un peu de jus de citron vert et assaisonnez de sel et de poivre. Faites chauffer 1 cuillère à café de beurre dans une poêle recouverte de papier sulfurisé et faites sauter brièvement le saumon des deux côtés. Crémez ensemble 1 cuillère à soupe de beurre avec l'ail des ours finement haché, le jus de citron vert restant et un peu de sel. Assaisonnez avec du sel et du poivre. Placez le saumon dans une cocotte et versez sur le dessus le beurre, le citron vert et l'ail des ours.

3. Préchauffez le four à 180°C (160°C pour un four ventilé). Divisez les asperges en deux parts et enveloppez la moitié inférieure de chaque botte d'asperges avec des épinards. Disposez ensuite dans une seconde cocotte, saupoudrez généreusement de parmesan et répartissez dessus des flocons de beurre. Faites cuire les asperges et le saumon au four (milieu) pendant 10 minutes.

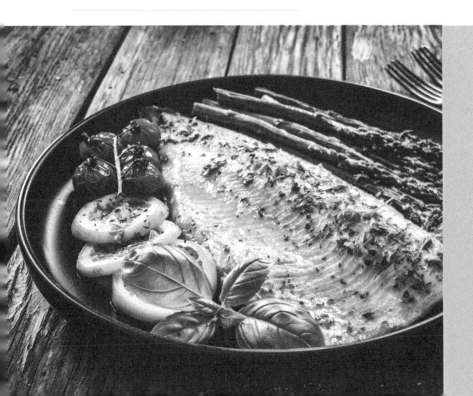

1 PORTION DE SAUMON AU CITRON VERT ET BEURRE À L'AIL DES OURS APPORTE

- CALORIES : **525KCAL**
- DE LIPIDES : **34G**
- DE GLUCIDES : **12G**
- DE PROTÉINES : **43G**

CE PLAT APPORTE **96KCAL POUR 100G**

CASSEROLE DE SÉBASTE ET LÉGUMES

INGRÉDIENTS

2	carottes
1	poireau
1	oignon
500 g	de chou blanc
1	courgette
2	petites tomates
1	brin de romarin frais
1	brin de sauge fraîche
2	filets de sébaste de 200 g chacun
	Sel
2	cuillères à soupe d'huile d'olive
100 ml	de vin rouge (ou bouillon de légumes)
1	cuillère à café de sel aux herbes
	Poivre noir du moulin
	Paprika en poudre
100 g	de fromage feta

PRÉPARATION

1. Nettoyez et lavez les légumes et coupez-les en fines lanières, sauf les tomates. Lavez les feuilles de romarin et de sauge, essuyez-les et hachez-les finement. Lavez les filets de poisson, séchez-les, coupez-les en cubes et salez légèrement. Faites chauffer l'huile dans une grande poêle. Faites sauter la julienne de légumes, la sauge et le romarin à feu moyen pendant 5 minutes en remuant.

2. Versez le vin rouge, incorporez les quartiers de tomates, le sel, le poivre et le paprika en poudre et ajoutez les cubes de poisson.

3. Mettez un couvercle et laissez mijoter pendant 8 minutes. Salez et poivrez, émiettez la feta dessus.

1 PORTION APPORTE ENVIRON

- CALORIES : **607KCAL**
- DE PROTÉINES : **36%**
- DE LIPIDES : **44%**
- DE GLUCIDES : **20%**

CE PLAT APPORTE **68KCAL POUR 100G**

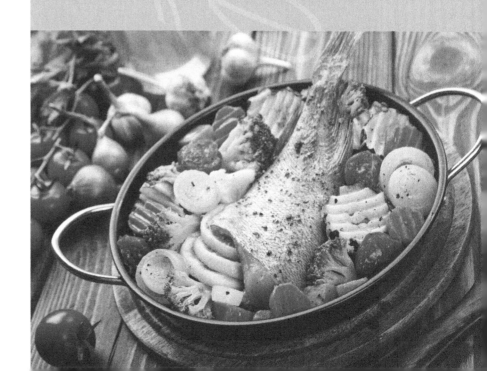

OMBLE MARINÉ AVEC SAUCE CIBOULETTE

1 PORTION (470G) APPORTE: DE LIPIDES : **26G** • DE GLUCIDES : 27G • DE PROTÉINES : **22G**
CALORIES : **430KCAL** • CE PLAT APPORTE **91KCAL POUR 100G**

INGRÉDIENTS

3	bandes (de la largeur d'un doigt et d'environ 4 cm de long) de zestes d'orange
1	citron non traité
2	bouquets d'aneth
1	bouquet de persil plat
1	cuillère à café de graines de moutarde
1	cuillère à café de graines de coriandre
½	cuillère à café de baies de genévrier
1	cuillère à café de grains de poivre noir
30 g	de sel
15 g	gde sucre
400 g	de filet d'omble chevalier avec peau
1	cuillère à soupe d'huile d'olive
100 g	de crème fraîche
3	cuillères à soupe de lait
1	cuillère à café de moutarde forte
½	cuillère à café de jus de citron
1	cuillère à soupe de ciboulette
1	pincée de poivre de Cayenne
400 g	de concombre
2	cuillères à soupe d'huile de colza
2	cuillères à soupe de vinaigre balsamique blanc (Balsamico bianco)
	Sel, poivre au goût

PRÉPARATION

1. Coupez les zestes de citron et d'orange en fins bâtonnets. Pour la marinade, lavez l'aneth et le persil, secouez, hachez grossièrement et mélangez soigneusement avec les graines de moutarde, les graines de coriandre, les baies de genièvre légèrement concassées, les grains de poivre grossièrement concassés, le sel et le sucre. Rincez les filets d'omble chevalier à l'eau froide, séchez-les et placez-les (du côté de la peau) dans une grande cocotte ou dans un bol. Répartissez généreusement la marinade sur le filet. Arrosez d'huile d'olive.

2. Couvrez les filets d'omble chevalier avec du film alimentaire et laissez-les reposer au réfrigérateur pendant 8 à 12 heures, de préférence toute la nuit. Retournez les filets le lendemain et laissez macérer au réfrigérateur au moins 12 heures.

3. Mélangez la crème fraîche, le lait, la moutarde, le jus de citron et la ciboulette et assaisonnez avec du sel et du poivre de Cayenne. Pelez le concombre et coupez-le en fines tranches. Mélangez le vinaigre avec du sel et du poivre, ajoutez l'huile d'olive. Mélangez les concombres avec cette vinaigrette.

4. Retirez la marinade des filets, rincez brièvement les filets de poisson sous l'eau froide, essuyez-les et coupez-les en fines tranches juste avant de servir. Retirez la peau si vous le souhaitez. Servez la sauce et la salade séparément avec le poisson.

SANDRE AVEC SAUCE AU CITRON

INGRÉDIENTS

600 g de haricots mange-tout ou de haricots verts

½ citron

1 gousse d'ail

3 cuillères à soupe d'huile d'olive

2 cuillères à soupe de vin blanc sec

1-2 cuillère(s) à soupe de persil plat fraîchement haché

3 cuillères à café de crème

600 g de filet de sandre

1½ cuillère à soupe d'huile de colza

vinaigre balsamique blanc au goût (Balsamico bianco)

PRÉPARATION

1. Lavez et coupez les haricots. Pressez la moitié du citron. Pelez l'ail. Faites cuire les haricots dans de l'eau bouillante salée pendant 12 à 15 minutes. Puis égouttez dans une passoire.

2. Mélangez 1 cuillère à soupe d'huile d'olive avec le jus de citron et le vin blanc. Écrasez la gousse d'ail, ajoutez le persil et la crème et mélangez bien.

3. Rincez le filet de sandre à l'eau froide et essuyez-le. Faites chauffer l'huile de colza dans une poêle recouverte de papier sulfurisé et faites sauter le filet de sandre des deux côtés. Réduisez ensuite le feu et ajoutez la sauce au citron. Faites cuire environ ½ minute et retirez le poisson du feu.

4. Assaisonnez les haricots avec du sel, du poivre, du vinaigre et 2 cuillères à soupe d'huile d'olive. Garnissez le filet de sandre avec du persil et 2 rondelles de citron. Servez avec la salade de haricots.

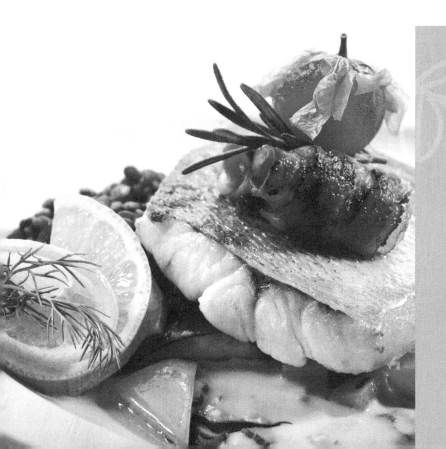

1 PORTION APPORTE

- CALORIES : **310KCAL**
- DE LIPIDES : **17G**
- DE GLUCIDES : **7G**
- DE PROTÉINES : **34G**

CE PLAT APPORTE
94KCAL POUR 100G

CURRY DE POISSON

1 PORTION APPORTE   DE LIPIDES : **41%** • DE GLUCIDES : **20%** • DE PROTÉINES : **31%**
CALORIES : **587KCAL** • CE PLAT APPORTE **78KCAL POUR 100G**

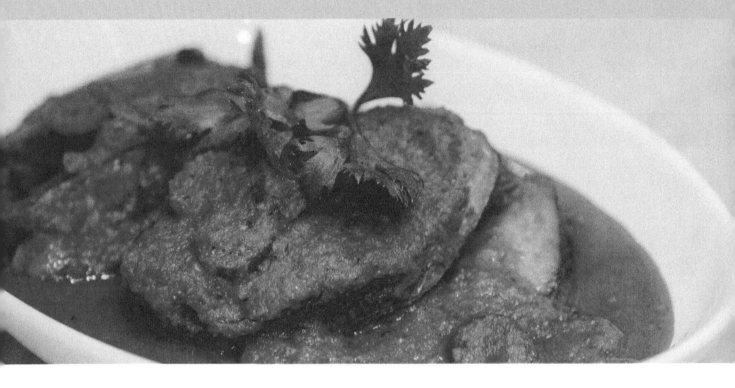

INGRÉDIENTS

1	gousse d'ail
3	carottes
1	poireau
2	poivrons rouges
1	cuillère à soupe d'huile de colza
½	cuillère à café de pâte de curry vert
100 ml	de bouillon de légumes
200 ml	de lait de coco
2	cuillères à soupe de curry en poudre
400 g	de filet de sébaste (frais ou surgelé)

PRÉPARATION

1. Pelez et hachez finement l'ail. Nettoyez et lavez les carottes, les poireaux et les poivrons. Coupez les carottes en deux dans le sens de la longueur et coupez-les dans la largeur en tranches pas trop fines. Coupez le poireau en rondelles et les poivrons en fines lanières. Faites chauffer l'huile de colza. Ajoutez-y l'ail et la pâte de curry et faites chauffer pendant 1 minute en remuant.

2. Ajoutez les légumes et faites sauter à feu moyen-élevé pendant 2 minutes. Ajoutez le bouillon de légumes et le lait de coco et laissez mijoter 2 minutes. Ajoutez le curry en poudre.

3. Placez les filets de poisson dessus. Baissez le feu, placez un couvercle sur la casserole et laissez cuire le poisson pendant 5 minutes. Retournez-le et faites cuire 5 minutes à nouveau.

BÂTONNETS DE POISSON AVEC SALADE DE TOPINAMBOURS

1 PORTION (505G) APPORTE DE LIPIDES : **37G** • DE GLUCIDES : **22G** • DE PROTÉINES : **62G**

CALORIES : **663KCAL** • CE PLAT APPORTE **131KCAL POUR 100G**

INGRÉDIENTS

600 g	de topinambour
4	bouillon de légumes granulé
1	petit oignon
2	pincées de moutarde
2	cuillères à soupe de vinaigre balsamique blanc
3	cuillères à soupe d'huile de colza
300 g	de filet de pangasius
	Jus de citron
40 g	de son d'avoine
30 g	de noisettes en poudre
1	œuf
1	petit concombre (poids nettoyé 150 g)
	Sel, poivre

PRÉPARATION

1. Lavez soigneusement les topinambours avec une brosse à légumes à l'eau froide. Portez à ébullition 400 ml d'eau dans une casserole et faites-les cuire à feu moyen-élevé pendant 20 à 25 minutes. Pelez les tubercules cuits.

2. Mélangez le bouillon de légumes avec 4 à 6 cuillères à soupe d'eau chaude. Pelez l'oignon et coupez-le en petits cubes. Pour la vinaigrette, mélangez soigneusement le bouillon de légumes avec les oignons, la moutarde, le vinaigre et 1 cuillère à soupe d'huile.

3. Pelez les topinambours cuits et coupez-les en fines tranches. Pliez la vinaigrette sous les tranches de topinambour. Assaisonnez avec du sel et du poivre. Laissez reposer au moins 2 heures.

4. Rincez le filet de pangasius à l'eau froide et essuyez-le. Coupez en lanières de la taille de 2,5 cm. Arrosez de jus de citron, salez et poivrez. Mélangez le son d'avoine avec les noix dans une assiette creuse. Battez l'œuf dans une assiette creuse avec du sel et du poivre. Trempez les lanières de poisson d'abord dans l'œuf, puis dans la panure jusqu'à ce que toutes les faces soient bien recouvertes du mélange de son d'avoine et de noix.

5. Faites chauffer 2 cuillères à soupe d'huile de colza dans une poêle enduite. Faites frire les bâtonnets de poisson à feu moyen pendant 8 à 10 minutes en les retournant plusieurs fois. Pelez le concombre et coupez-le en fines tranches. Ajoutez à la salade de topinambour. Disposez-le sur deux assiettes avec les bâtonnets de poisson.

BON À SAVOIR

Comme le concombre absorbe l'eau, ne l'ajoutez qu'au moment de servir. Pour remplacer le concombre, vous pouvez aussi utiliser des lanières de roquette ou d'endives grossièrement hachées qui constituent une bonne alternative, à la fois fraîche et savoureuse.

PÂTES PENNE AU CITRON ET GRATIN DE LÉGUMES

UNE PORTION APPORTE: DE GLUCIDES : **51G** • CHOLESTÉROL : **4MG** • SEL : **366MG**
DE LIPIDES: **14G** • CALORIES: **370KCAL** • PROTÉINES: **12G** • CHARGE GLYCÉMIQUE: **MOYENNE**

INGRÉDIENTS

2	courgettes, coupées en cubes de 2,5 cm
2	courges jaunes, coupées en cubes de 2,5 cm
2	poivrons rouges, coupés en lanières de 2,5 cm
10	champignons coupés en deux
½	cuillère à café de sel
340 g	de pâtes penne
¼	tasse d'huile d'olive, plus 1 cuillère à soupe
1	cuillère à soupe de zeste de citron
4	cuillères à soupe de jus de citron frais
½	cuillère à café d'ail en poudre
1	cuillère à café de fenouil en poudre
1/3	tasse de parmesan
	Sel et poivre au goût

PRÉPARATION

1. Préchauffez le four à 232°C.

2. Dans un grand bol, mélangez les légumes, 1 cuillère à soupe d'huile d'olive, le sel et la poudre d'ail. Versez dans la rôtissoire. Faites cuire au four pendant 15 minutes jusqu'à ce que les légumes ramollissent, en remuant de temps en temps. Retirez la casserole du feu et réservez. Baissez le four à 177°C. Selon la taille de votre rôtissoire, vous devrez peut-être augmenter le temps de cuisson en raison de la grande quantité de légumes.

3. Pendant que les légumes rôtissent, faites cuire les pâtes dans une grande casserole d'eau bouillante selon les instructions sur l'emballage pendant environ 6 minutes. Réservez 1 tasse d'eau de cuisson des pâtes et égouttez les pâtes dans une passoire.

4. Préparez la vinaigrette au citron dans un petit bol. Mélangez ¼ tasse d'huile d'olive, le zeste de citron, le jus de citron et graines de fenouil. Dans un saladier, mélangez les pâtes cuites, les légumes et la vinaigrette au citron.

5. Ajoutez 1/3 tasse de parmesan et mélangez soigneusement. Si le mélange semble sec, ajoutez une petite quantité de l'eau de cuisson mise de côté. Versez les pâtes et les légumes dans un plat de cuisson 9 x 13.

6. Faites cuire au four pendant 20 minutes puis retirez du feu. Ajoutez du sel et du poivre. Servez.

REMARQUE

J'adore cette recette de pâtes au citron. Les pâtes peuvent rapidement devenir un repas à indice glycémique élevé. L'astuce pour diminuer l'index glycémique est d'ajouter d'autres aliments comme des légumes afin de manger moins de pâtes par portion, ou d'ajouter un peu d'acide du jus de citron pour aider à réduire la charge glycémique pour le repas. Bien que cette version soit végétarienne, vous pouvez facilement ajouter du poulet rôti en morceaux au mélange pour ceux d'entre vous qui veulent un peu plus de protéines.

CASSEROLE DE POLENTA SAUCE TO- MATE ET MOZZARELLA

UNE PORTION APPORTE : CHARGE GLYCÉMIQUE : **8** • CHOLESTÉROL : **17MG** • SEL : **665MG**

DE GLUCIDES : **33G** • DE LIPIDES : **7G** • CALORIES : **225KCAL** • PROTÉINES : **8G**

INGRÉDIENTS

1 cuillère à soupe d'huile d'olive extra vierge (prévoir un peu plus pour huiler le plat de cuisson)

1 oignon moyen haché

¼ tasse de carottes finement hachées

½ tasse de poivrons jaunes ou orange hachés

3 gousses d'ail hachées

Une boîte de 790 g de tomates entières

1 cuillère à soupe de persil frais haché

1 cuillère à soupe d'origan frais haché

¼ tasse de basilic frais haché

Sel au goût, plus 1 cuillère à café

Poivre noir moulu au goût

4 tasses d'eau

1 tasse de polenta de gruau de maïs (ou semoule de maïs grossière)

1 tasse de fromage mozzarella râpé

PRÉPARATION

1. Faites chauffer l'huile d'olive dans une grande casserole à feu moyen. Ajoutez l'oignon, les carottes et le poivron. Faites cuire jusqu'à ce que les légumes soient tendres, environ 5 à 10 minutes.

2. Ajoutez l'ail dans la casserole et faites cuire 1 minute de plus. Ajoutez ensuite les tomates et leur jus, ainsi que le persil et l'origan. Portez à ébullition, réduisez le feu et faites cuire à découvert pendant 15 minutes, jusqu'à ce que la sauce soit réduite à environ 3 tasses. Incorporez le basilic frais et assaisonnez de sel et de poivre selon votre goû

3. Dans une autre grande casserole, portez de l'eau à ébullition et ajoutez-y 1 cuillère à café de sel. Ajoutez lentement la polenta (ou la semoule de maïs grossière). Laissez mijoter à feu doux, en remuant régulièrement jusqu'à ce que la polenta soit bien épaisse et bien cuite, environ 10 minutes.

4. Graissez légèrement un plat de cuisson en verre ou en céramique 8-x-8-x-2 avec de l'huile d'olive. Répartissez un tiers de la sauce au fond du plat. Versez la moitié de la polenta sur la sauce et saupoudrez la moitié du fromage par-dessus.

5. Versez un autre tiers de la sauce sur le fromage, puis versez la moitié restante de la polenta sur la sauce. Saupoudrez du reste de fromage et recouvrez du tiers restant de la sauce. Réfrigérez pendant 2 heures.

6. Préchauffez le four à 177 °C.

7. Faites chauffer la casserole jusqu'à ce qu'elle soit complètement chaude, environ 25 minutes. Laissez refroidir 10 minutes avant de servir.

--- VARIANTE ---

Vous pouvez ajouter des morceaux de poulet rôti de 2,5 cm à la sauce tomate pour un repas non végétarien.

--- REMARQUE ---

La polenta est une céréale à faible indice glycémique très savoureuse à base de semoule de maïs malgré son goût sucré. Il s'agit d'une recette végétarienne simple que vous pouvez préparer à l'avance et savourer tout au long de la semaine. Vous pouvez déguster ce plat accompagné d'une salade pour un déjeuner léger.

TACOS AU POISSON

INGRÉDIENTS

4	morceaux (900 g) de morue ou tout autre poisson blanc
3	cuillères à soupe de jus de citron vert frais, plus 2 cuillères à café
¼	tasse d'huile de colza
2	cuillères à café de piment en poudre
1	cuillère à café de cumin moulu
1	cuillère à café de graines de coriandre moulues
½	cuillère à café d'origan
2	cuillères à café d'ail haché
	Sel au goût
2	tasses de chou vert finement râpé
1	cuillère à café de miel
2	cuillères à soupe d'oignon vert haché
2	cuillères à café de coriandre hachée
8	tortillas de farine de blé entier ou de maïs de 20 cm

PRÉPARATION

1. Préchauffez le gril ou la poêle à griller à feu moyen-vif.

2. Coupez chaque morceau de poisson en 4 pour un total de 16 tranches égales.

3. Combinez les 3 cuillères à soupe de jus de citron vert avec l'huile de colza, le piment en poudre, le cumin, la coriandre, l'origan, l'ail et le sel pour faire une marinade. Nappez le poisson avec la marinade et réservez.

4. Mélangez le chou vert et les 2 cuillères à café de jus de citron vert, ainsi que le miel, l'oignon vert et la coriandre dans un petit bol et réservez.

5. Placez le poisson avec une petite quantité de marinade dans un papier aluminium et faites griller le poisson environ 2 à 3 minutes de chaque côté ou jusqu'à ce qu'il soit bien cuit.

6. Réchauffez les tortillas au micro-ondes pendant 10 secondes.

7. Placez 2 morceaux de poisson grillé sur le centre de chaque tortilla et garnissez du mélange de chou. Pliez et servez.

1 PORTION APPORTE

- CALORIES: **460CAL**
- DE LIPIDES: **18G**
- SEL: **638MG**
- CHARGE GLYCÉMIQUE : **14**
- DE GLUCIDES: **46G**
- DE PROTÉINES: **42G**
- CHOLESTÉROL: **86MG**

 ### ASTUCE

Cette recette de tacos au poisson est une excellente recette à utiliser pour cuisiner n'importe quel poisson blanc que vous auriez sous la main. Mais vous pouvez aussi faire ces tacos avec à peu près n'importe quel type de viande. Ne vous laissez pas abuser par la longueur de la liste des ingrédients. Ces tacos au poisson sont très faciles et rapides à préparer.

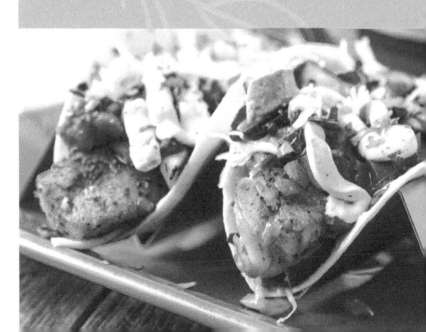

BURRITOS AU POULET ET PIMENT POBLANO

1 PORTION APPORTE • CALORIES: **339CAL** • DE GLUCIDES: **29G** • DE LIPIDES: **13G**
DE PROTÉINES: **30G** • SEL: **700MG** • CHOLESTÉROL: **65MG** • CHARGE GLYCÉMIQUE : **FAIBLE**

INGRÉDIENTS

1	cuillère à soupe d'huile d'olive extra vierge
3	piments poblano frais de taille moyenne, épépinés et coupés en tranches de 2,5 cm (environ 1½ tasse)
2	poivrons rouges, coupés en tranches de 2,5 cm
2	courgettes, coupées en cubes de 2,5 cm
¼	cuillère à café de sel
680 g	de moitiés ou d'escalopes de poitrine de poulet désossées et sans peau, coupées transversalement en lanières de 1,27 cm d'épaisseur
2	cuillères à café de cumin moulu
1	cuillère à café de graines de coriandre moulues
2	cuillères à café de chili en poudre (vous pouvez utiliser seulement une cuillère à café si vous aimez moins les épices)
	Jus de 1 citron vert
	Sel et poivre noir moulu au goût
8	tortillas de farine de blé entier taille burrito
1¾	tasse (tassé) de mélange de quatre fromages mexicains râpés (environ 170 g)
1	tasse de coriandre fraîche hachée

PRÉPARATION

1. Préchauffez le four à 232°C. Dans un grand bol, mélangez les légumes avec le sel et l'huile d'olive jusqu'à ce qu'ils soient bien imprégnés. Faites cuire dans une rôtissoire pendant environ 15 minutes ou jusqu'à ce que les légumes soient ramollis. Mettez de côté.

2. Pendant ce temps, préparez une grande poêle antiadhésive et faites-la chauffer à feu moyen-vif. Ajoutez le poulet, le cumin, la coriandre, le chili en poudre et le jus de citron vert.

3. Assaisonnez le mélange de poulet avec du sel et du poivre selon votre goût. Faites sauter jusqu'à ce que le poulet soit bien cuit, environ 5 minutes.

4. Réchauffez les tortillas au micro-ondes pendant 10 secondes. Ensuite, versez le mélange de poulet au centre de chaque tortilla et garnissez de légumes, de fromage, de coriandre et d'un filet de citron vert. Repliez les côtés de la tortilla sur la garniture au poulet puis faites rouler l'ensemble de la tortilla pour éviter que la garniture ne s'échappe.

ASTUCE

Les burritos sont une autre alternative pour un déjeuner rapide et que presque tout le monde aime. Les piments moyennement piquants rendent cette recette unique et spéciale pour un déjeuner ou lorsque vous voulez vous faire plaisir avec un excellent repas.

VARIANTE

Vous pouvez utiliser différentes combinaisons de légumes. Cette recette est aussi une bonne occasion d'utiliser tous vos restes de légumes à la fin de la semaine !

HARICOTS BLANCS ET CHILI AU POULET

INGRÉDIENTS

1	cuillère à soupe d'huile d'olive extra vierge
1	échalote hachée
2	gousses d'ail moyennes hachées
1	poivron rouge moyen haché
	Deux boîtes de 440 g de haricots blancs du nord non égouttés
	Une boîte de 110 g de piments verts coupés en dés
½	cuillère à café de cumin moulu
1	cuillère à café de piment en poudre
1	cuillère à café d'origan séché
	Une boîte de 425 g de bouillon de poulet
225 g	de poitrines de poulet désossées et sans peau cuites (environ 2 poitrines désossées), coupées en morceaux de 1,27 cm
2	cuillères à soupe de jus de citron vert frais
2	cuillères à soupe de coriandre

PRÉPARATION

1. Faites chauffer l'huile d'olive à feu moyen dans une marmite. Ajoutez l'échalote, l'ail et le poivron et faites sauter pendant 5 minutes.

2. Incorporez les haricots blancs, les piments, le cumin, le chili en poudre, l'origan et le bouillon de poulet.

3. Portez le tout à ébullition. Une fois à ébullition, réduisez le feu et laissez mijoter pendant 10 minutes. Ajoutez le poulet coupé en morceaux et laissez mijoter 10 minutes de plus ou jusqu'à ce que le chili soit prêt à servir.

4. Ajoutez le jus de citron vert et la coriandre juste avant de servir.

ASTUCE

Si le chili est trop épicé, ajoutez 1 tasse de bouillon de poulet ou d'eau pour le diluer un peu.

REMARQUE

Ma famille et mes amis adorent cette recette (et moi aussi !). Elle est simple à préparer, a beaucoup de saveur et constitue une excellente source de protéines, de fibres et de folates. Vous pouvez préparer cette recette en plus grande quantité et conserver les restes au congélateur afin de les réutiliser pour un repas rapide et nutritif lorsque vous n'avez pas le temps de cuisiner.

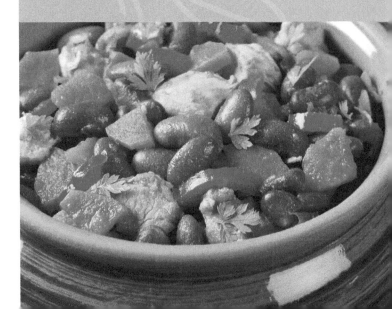

1 PORTION APPORTE
- CALORIES: **204CAL**
- DE LIPIDES: **6G**
- SEL: **1057MG**
- CHARGE GLYCÉMIQUE : **8**
- DE GLUCIDES: **26G**
- DE PROTÉINES: **21G**
- CHOLESTÉROL: **35MG**

SAUTÉ DE POULET À L'AIL AVEC QUINOA

INGRÉDIENTS

2	tasses de bouillon de poulet
1	tasse de quinoa non cuit
1	cuillère à soupe d'huile d'olive extra vierge
340 g	de poitrines de poulet désossées et sans peau, coupées en morceaux de 2,5 cm
1	oignon jaune tranché finement
1	poivron jaune ou orange, tranché finement
4	gousses d'ail hachées
1/3	tasse de basilic frais haché
4	cuillères à soupe de parmesan râpé
	Sel et poivre noir moulu au goût

PRÉPARATION

1. Portez à ébullition le bouillon de poulet dans une casserole. Ajoutez le quinoa et portez le bouillon à ébullition une nouvelle fois. Baissez le feu puis couvrez et laissez mijoter 12 à 18 minutes. Vérifiez le quinoa pour vous assurer qu'il est cuit. Retirez la casserole du feu et laissez reposer 2 à 3 minutes.

2. Pendant la cuisson du quinoa, chauffez l'huile d'olive dans une poêle antiadhésive. Ajoutez le poulet, l'oignon, les poivrons et l'ail. Remuez jusqu'à ce que le poulet soit entièrement cuit.

3. Ajoutez le basilic et le parmesan au mélange de poulet, salez et poivrez selon votre goût et servez sur le quinoa.

REMARQUE

Vous n'avez pas encore essayé le quinoa ? C'est l'occasion de tester avec cette recette simple de quinoa ! Le quinoa dispose d'un faible indice glycémique tout en étant une excellente source de protéines, de fer et de fibres. Vous pouvez en trouver dans la plupart des magasins, dans le même rayon que le riz (ou dans le rayon des produits biologiques).

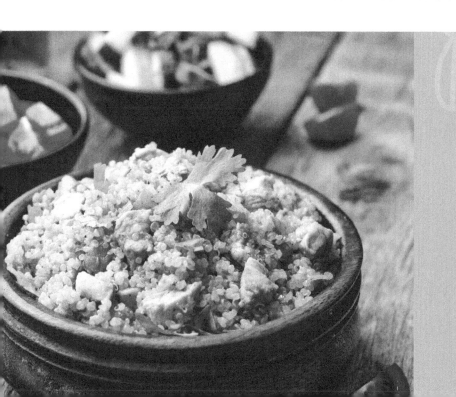

1 PORTION APPORTE

- CALORIES : **348KCAL**
- CHARGE GLYCÉMIQUE : **12**
- DE LIPIDES : **12G**
- CHOLESTÉROL : **53MG**
- SEL : **790MG**
- DE GLUCIDES : **35G**
- DE PROTÉINES : **26G**

TACOS RAPIDES AU POULET

UNE PORTION APPORTE: CHARGE GLYCÉMIQUE : **13** • CHOLESTÉROL : **98MG** • SEL : **1107MG** DE GLUCIDES : **67G** • DE LIPIDES : **32G** • CALORIES : **728KCAL** • PROTÉINES : **45G**

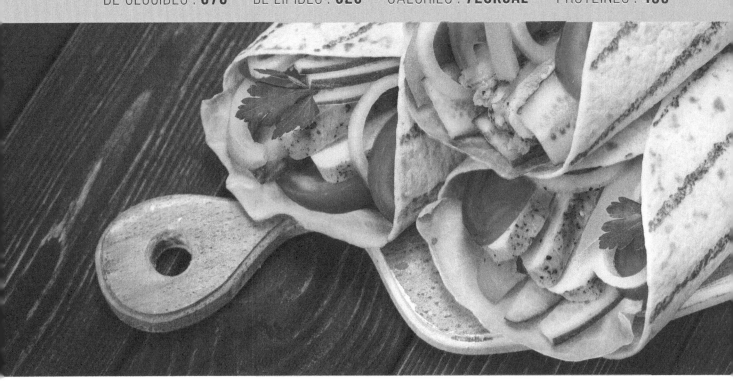

INGRÉDIENTS

4	poitrines de poulet désossées et sans peau, coupées en morceaux de 2,5 cm
1 à 2	cuillère(s) à soupe d'assaisonnement pour tacos
1	cuillère à soupe d'huile de colza
8	tortillas de farine de blé entier ou de maïs
1	poivron orange ou jaune haché
2	tomates hachées
	Une boîte de 113 g d'olives noires tranchées
1	avocat tranché finement
1	tasse de fromage cheddar Monterey Jack râpé

PRÉPARATION

1. Placez les morceaux de poulet découpés dans un bol. Ajoutez l'assaisonnement pour tacos (1 à 2 cuillère(s) à soupe, selon votre goût) au poulet et mélangez jusqu'à ce que chaque morceau de poulet soit imprégné.

2. Faites chauffer l'huile de colza dans une poêle à feu moyen-vif. Ajoutez les morceaux de poulet assaisonnés et laissez cuire (environ 5 minutes).

3. Prenez une tortilla et superposez les morceaux de poulet, le poivron, les tomates, les olives et l'avocat. Saupoudrez de fromage et roulez.

4. Répétez la même opération pour les 7 autres tacos. C'est prêt pour la dégustation !

--- ASTUCE ---

Les tomates douces, comme les Roma fonctionnent très bien avec cette recette.

BROCHETTES DE POULET GRILLÉ ET LÉGUMES

INGRÉDIENTS

- ½ tasse d'huile d'olive extra vierge
- 1/3 tasse de vinaigre balsamique
- 1 cuillère à soupe de sauce soja allégée en sel
- 4 gousses d'ail hachées
- 1 cuillère à café de sucre
- ¼ cuillère à café de sel
- ¼ cuillère à café de poivre noir moulu
- 3 poitrines de poulet coupées en morceaux de 2,5 cm
- 12 champignons shiitake et/ou portobello moyens à gros (coupez les portobellos en morceaux de 2,5 cm)
- 12 tomates cerises
- 1 poivron rouge coupé en morceaux de 2,5 cm
- 1 poivron jaune coupé en morceaux de 2,5 cm
- 1 courgette coupée en morceaux de 2,5 cm

ASTUCE

Embrocher le poulet et les légumes est une tâche salissante. Ayez des serviettes à portée de main !

REMARQUE

Les grillades sont l'un des grands avantages du printemps et de l'été. Pour ma part, je n'ai jamais apprécié le poulet grillé parce qu'il est trop dur. Cette recette rend le poulet moelleux et savoureux grâce à sa marinade. Cette recette apporte également beaucoup de légumes colorés à votre repas.

PRÉPARATION

1. Mélangez l'huile d'olive, le vinaigre, la sauce soja, l'ail, le sucre, le sel et le poivre pour faire la marinade. Mélangez soigneusement et séparez le tout dans deux longs récipients en plastique ou en verre avec couvercle.

2. Placez le poulet dans un récipient et les légumes dans l'autre. Fermez les couvercles et secouez jusqu'à ce que votre poulet et vos légumes soient bien imprégnés de marinade. Placez les contenants au réfrigérateur entre 30 minutes et 1 heure.

3. Embrochez les légumes et le poulet dans l'ordre que vous préférez.

4. Disposez les brochettes sur le gril et faites-les cuire à fond, environ 10 minutes. (Le poulet doit être bien cuit et les légumes doivent être tendres et dorés.)

VARIANTE

Vous pouvez remplacer le poulet par 225 g de tofu extra-ferme. Dans ce cas, il faut laisser cuire jusqu'à ce que les légumes et le tofu soient dorés et tendres.

1 PORTION APPORTE

- CALORIES: **291CAL**
- DE LIPIDES: **20G**
- SEL: **240MG**
- CHARGE GLYCÉMIQUE : **0**
- DE GLUCIDES: **14G**
- DE PROTÉINES: **16G**
- CHOLESTÉROL: **37MG**

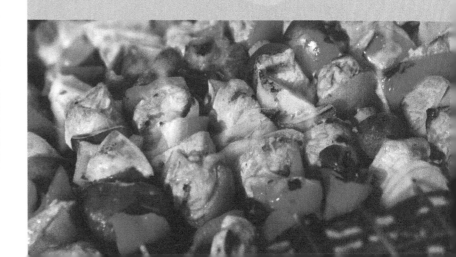

FAJITAS DE BŒUF

INGRÉDIENTS

½   tasse d'huile d'olive vierge extra

1/3   tasse de vinaigre balsamique

1   cuillère à soupe de sauce soja faible en sodium

4   gousses d'ail, hachées

1   cuillère à café de sucre

¼   cuillère à café de sel

¼   cuillère à café de poivre noir moulu

3   poitrines de poulet, coupées en morceaux de 2,5 cm

12   champignons shiitake et/ou portobello moyens à gros (couper les portobellos en morceaux de 2,5 cm)

12   tomates cerises

1   poivron rouge, coupé en morceaux de 2,5 cm

1   poivron jaune, coupé en morceaux de 2,5 cm

1   courgette, coupée en morceaux de 2,5 cm

PRÉPARATION

1. Dans un petit bol, mélangez le jus de citron vert, la coriandre, le piment en poudre et l'ail. Versez sur la viande comme une marinade. Couvrez et réfrigérez pendant 1 heure.

2. Une fois la viande marinée, ajoutez-y les poivrons émincés et l'oignon.

3. Faites chauffer l'huile d'olive dans une poêle à feu moyen-vif. Faites sauter la viande et les légumes jusqu'à ce que le bœuf soit cuit, environ 5 minutes.

4. Réchauffez la tortilla au micro-ondes pendant 10 secondes.

5. Remplissez la tortilla avec le mélange de fajitas et servez avec de la sauce salsa.

REMARQUE

Les fajitas au bœuf, qui est une viande maigre, sont une bonne alternative au steak. Elles offrent une excellente source de protéines et peuvent être garnies de toutes sortes de légumes colorés. Si vous utilisez une tortilla de blé entier, elle constitue également un repas à faible indice glycémique.

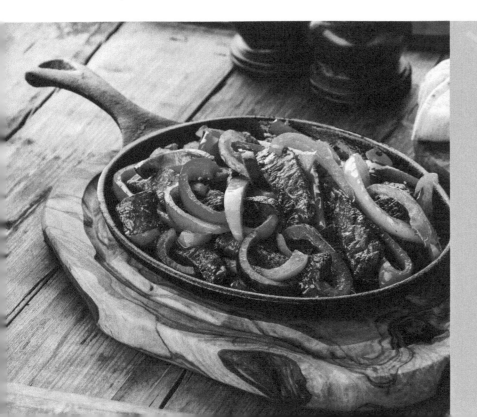

1 PORTION APPORTE

- CALORIES : **297KCAL**
- CHARGE GLYCÉMIQUE : **13**
- DE LIPIDES : **7G**
- CHOLESTÉROL : **64MG**
- SEL : **137MG**
- DE GLUCIDES : **34G**
- DE PROTÉINES : **26G**

FILET DE BOEUF GRILLÉ À L'AIL ET AU CITRON VERT

UNE PORTION APPORTE : CHARGE GLYCÉMIQUE : **0** • CHOLESTÉROL : **57MG** • SEL : **104MG**

DE GLUCIDES : **1G** • DE LIPIDES : **10G** • CALORIES : **174KCAL** • PROTÉINES : **20G**

INGRÉDIENTS

4   grosses gousses d'ail hachées

2   cuillères à soupe de sauce soja à teneur réduite en sodium

2   cuillères à café de gingembre séché

2   cuillères à café de moutarde de Dijon

1/3   tasse de jus de citron vert frais

1/3   tasse d'huile d'olive extra vierge

¼   cuillère à café de poivre de Cayenne

680 g de filet de bœuf paré

PRÉPARATION

1. Dans un grand récipient, mélangez tous les ingrédients, sauf le bœuf, jusqu'à ce que le mélange soit homogène.

2. Ajoutez le filet de bœuf au mélange et plongez-le entièrement dans la marinade.

3. Réfrigérez et laissez mariner pendant 8 heures. Retournez le filet une fois pendant qu'il marine.

4. Après l'avoir fait mariner, laissez reposer le filet à température ambiante pendant environ 30 minutes. Ensuite, retirez-le de la marinade, séchez-le et faites-le griller jusqu'à la cuisson désirée (environ 22 minutes pour une cuisson mi-saignante).

5. Retirez la viande du gril et laissez reposer 5 minutes. Ensuite, coupez le bœuf en tranches de 0,8 cm d'épaisseur et servez.

ASTUCE

Le filet n'est pas la partie du bœuf la plus maigre, mais ce n'est certainement pas la plus riche en graisses non plus. Ce plat de bœuf se marie à merveille avec une grande salade de mesclun ou des haricots verts.

SAUMON GRILLÉ AU PESTO

UNE PORTION APPORTE: CHARGE GLYCÉMIQUE : **0** • CHOLESTÉROL : **77MG** • SEL : **244MG**
DE GLUCIDES : **3G** • DE LIPIDES : **15G** • CALORIES : **268KCAL** • PROTÉINES : **29G**

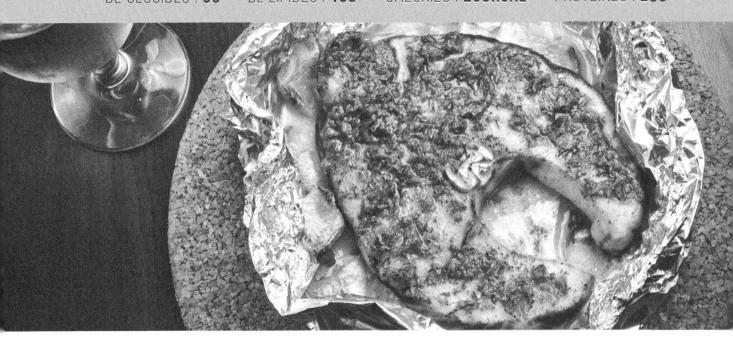

INGRÉDIENTS

450 g de saumon sauvage

55-85 g de pesto

¼ tasse de tomates séchées au soleil (séchée et trempées dans l'eau) hachées légèrement

— REMARQUE —

Cette recette ne contient que 3 ingrédients : elle est donc très simple à réaliser ! Une recette faite maison rapide et saine à la fois. Vous pouvez servir ce plat avec votre recette préférée de riz brun, d'orge perlé ou de quinoa à faible indice glycémique et/ou une bonne portion de légumes.

PRÉPARATION

1. Rincez le saumon et essuyez-le avec du papier absorbant. Disposez-le, peau vers le bas, sur du papier aluminium, en vous assurant que le papier soit assez grand pour recouvrir le poisson lorsque vous aurez terminé.

2. Répartissez uniformément une fine couche de pesto sur le poisson.

3. Saupoudrez le tout avec les tomates séchées.

4. Repliez le papier aluminium pour recouvrir le poisson. Faites griller à feu moyen pendant 10 à 15 minutes jusqu'à ce que le poisson se défasse. (Le temps de cuisson dépend vraiment de l'épaisseur de votre poisson ; assurez-vous qu'il soit suffisamment cuit.)

5. Retirez du gril et servez immédiatement.

— ASTUCE —

Vous voulez retirer plus facilement le poisson du papier aluminium ? Huilez légèrement le papier aluminium avant d'y placer le poisson.

CASSEROLE RELLENO AU PIMENT SOUFFLÉ

UNE PORTION APPORTE: CHARGE GLYCÉMIQUE : **6** • CHOLESTÉROL : **166MG** • SEL : **1239MG**
DE GLUCIDES : **21G** • DE LIPIDES : **22G** • CALORIES : **378KCAL** • PROTÉINES : **23G**

INGRÉDIENTS

Trois conserves de 198 de piments verts entiers

8   tortillas de maïs (taille de 15 cm), coupées en lanières de 2,5 cm

3   tasses de fromage cheddar râpé

3   gros œufs

6   gros blancs d'œufs

½   tasse de lait écrémé

¼   cuillère à café de sel

½   cuillère à café de poivre noir moulu

½   cuillère à café de cumin moulu

½   cuillère à café d'ail en poudre

¼   cuillère à café d'oignon en poudre

1   cuillère à café de paprika

Salsa, pour servir

PRÉPARATION

1. Préchauffez le four à 177°C.

2. Graissez légèrement une cocotte en verre 9 x 9.

3. Égouttez les piments verts et retirez les graines. Déposez la moitié des piments dans la poêle. Garnissez-les avec la moitié des lanières de tortilla, puis avec la moitié du fromage. Répétez l'opération une autre fois en utilisant les piments restants, les lanières de tortilla et le fromage.

4. Battez ensemble les œufs, les blancs d'œufs, le lait, le sel, le poivre, le cumin, l'ail et l'oignon en poudre. Versez le mélange sur le dessus de la cocotte et saupoudrez de paprika.

5. Faites cuire au four pendant 40 minutes jusqu'à ce que le dessus du plat soit gonflé et bien doré. Laissez reposer 10 minutes avant de découper.

6. Servez avec de la sauce salsa.

HADDOCK AVEC UNE SAUCE TOMATE ÉPICÉE

INGRÉDIENTS

2	poivrons rouges (250 g)
20 g	d'olives vertes (marinées à l'eau, sans noyaux)
20 g	de câpres (en bocal)
1	gousse d'ail
2	cuillères à soupe d'huile d'olive
400 g	de sauce tomate (en boîte)
3	cuillères à soupe de concentré de tomate
200 g	de haddock
½	cuillère à café de jus de citron
	Sel au goût
2	cuillères à café d'origan séché
	Poivre noir au goût
	Quelques feuilles de marjolaine

PRÉPARATION

1. Lavez les poivrons, coupez-les en deux, nettoyez-les et coupez-les en fines lanières longues. Égouttez les olives et les câpres. Tranchez les olives. Pelez et pressez l'ail.

2. Faites chauffer l'huile d'olive dans une poêle, faites-y sauter brièvement l'ail. Ajoutez les lanières de poivron et faites-les sauter pendant 3 minutes. Ajoutez les câpres, les olives, la sauce tomate et le concentré de tomate et laissez mijoter pendant 5 minutes.

3. Rincez le poisson à l'eau froide et séchez-le avec du papier absorbant. Arrosez de jus de citron, salez et coupez couper en 3 morceaux. Ajoutez les morceaux de poisson et laissez le tout mijoter environ 15 minutes. Assaisonnez selon votre goût avec de l'origan, du sel et du poivre. Servez garni de feuilles de marjolaine.

BROCHETTES DE CREVETTES SUR LIT DE FRUITS EXOTIQUES

UNE PORTION (595G) APPORTE: DE LIPIDES : **24G** • DE GLUCIDES : **30G**

CALORIES : **500KCAL** • DE PROTÉINES : **33G**

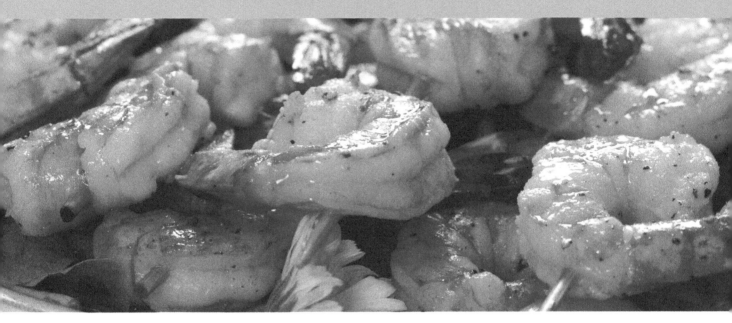

INGRÉDIENTS

2	poivrons (1 rouge et 1 jaune
50 g	de mangues
1	orange, de préférence sanguine
150 g	de crevettes crues
	Sel, poivre noir et curry en poudre au goût
2	cuillères à soupe d'huile d'olive
	Piment en poudre et piment rouge au goût
4	brochettes en bois

PRÉPARATION

1. Nettoyez et lavez les poivrons. Pelez la mangue et enlevez le noyau. Coupez les poivrons et la mangue en cubes de la taille d'une bouchée. Coupez l'orange en deux, pressez la moitié de l'orange et pelez l'autre moitié en enlevant également la peau blanche et séparez les quartiers.

2. Rincez les crevettes à l'eau froide, essuyez-les avec du papier absorbant et répartissez-les sur 4 brochettes. Salez, poivrez et saupoudrez d'un peu de curry.

3. Faites chauffer 1 cuillère à soupe d'huile dans une poêle. Faites-ysauter les poivrons pendant 3-4 minutes. Pendant ce temps, faites chauffer le reste d'huile dans une deuxième poêle, faites-y sauter les brochettes de pétoncles puis ajoutez 1 cuillère à soupe de jus d'orange.

4. Assaisonnez les poivrons avec le curry, le piment en poudre et du poivron rouge. Versez le jus d'orange restant et ajoutez les quartiers d'orange, laissez mijoter 1 minute. Ajoutez la mangue – elle ne doit jamais être surchauffée. Servez les fruits exotiques dans une assiette et servez avec les brochettes de pétoncles.

TREMPETTE DE CRUDITÉS AU CRABE ET FINES HERBES

UNE PORTION (645G) APPORTE: DE LIPIDES : **26G** • DE GLUCIDES : **20G**
CALORIES : **540KCAL** • DE PROTÉINES : **49G**

INGRÉDIENTS

400 g de crudités, par ex. concombre, paprika, céleri, chou-rave

200 g de crevettes de la mer du Nord

50 g de fromage blanc (20% de matières grasses)

2 cuillères à soupe d'huile d'olive

Sel et poivre noir au goût

2 cuillères à soupe d'aneth haché

PRÉPARATION

1. Nettoyez et lavez les légumes, essuyez-les avec du papier absorbant si nécessaire et coupez-les en lanières de 3 cm de large.

2. Rincez les crevettes, séchez-les avec du papier absorbant et coupez-les en deux. Dans un bol, mélangez le fromage blanc, l'huile d'olive, le sel et le poivre jusqu'à l'obtention d'une consistance crémeuse. Mélangez l'aneth et les crevettes. Servez la trempette avec les bâtonnets de légumes.

BROCHETTES DE PÉTONCLES AVEC COURGETTES ET JAMBON

UNE PORTION (410G) APPORTE: DE LIPIDES : **35G** • DE GLUCIDES : **18G**

CALORIES : **510KCAL** • DE PROTÉINES : **31G**

INGRÉDIENTS

(Pour les brochettes)

3	gros pétoncles décortiqués, prêts à cuire
400 ml	d'eau
½	courgette moyenne
3	tranches (20 g chacune) de jambon Serrano (ou jambon de Parme)
2	cuillères à soupe d'huile d'olive

(Pour la marinade)

1	branche d'estragon ou de romarin
1	gousse d'ail
½	citron
2	cuillères à soupe d'huile d'olive
1	cuillère à café de moutarde de Dijon
1	cuillère à café de miel
1	cuillère à café d'herbes de Provence séchées
¼	cuillère à café de poivre noir fraîchement moulu
4	glaçons
3	brochettes en bois (10-15 cm de long), trempées dans de l'eau froide pendant environ 10 minutes

PRÉPARATION

1. Lavez les pétoncles et séchez-les avec du papier absorbant.

2. Pour la marinade, lavez l'estragon, secouez-le et effeuillez-le.Pelez et écrasez l'ail. Pressez le citron et mélangez le jus dans un bol avec l'huile, la moutarde, le miel, les herbes de Provence et le poivre. Ajoutez l'estragon et l'ail ; ajouter les pétoncles et réfrigérer pendant 1-2 heures.

3. Faites bouillir l'eau dans une casserole. Nettoyez et lavez les courgettes et coupez-les dans la longueur en 3 fines lanières. Placez les 3 lanières dans un bol peu profond et versez dessus l'eau bouillante. Laissez reposer 1 minute. Versez ensuite l'eau et laissez les courgettes refroidir avec les glaçons pendant environ 2 minutes.

4. Retirez les pétoncles de la marinade et séchez-les avec du papier absorbant. Enroulez 1 lanière de courgette et 1 tranche de jambon Serrano autour de chaque pétoncle. Attachez bien avec une brochette en bois. Faites chauffer l'huile d'olive dans une poêle. Faites-ysauter les brochettes de pétoncles à feu moyen environ 3-4 minutes de chaque côté jusqu'à ce qu'ils soient légèrement dorés. Badigeonnez d'un peu de marinade et servez.

SPAGHETTI BOLOGNAISE AUX CAROTTES

UNE PORTION (720G) APPORTE: DE LIPIDES : **32G**   •   DE GLUCIDES : **33G**

CALORIES : **580KCAL**   •   DE PROTÉINES : **34G**

INGRÉDIENTS

300 g	de grosses carottes
1	petit oignon rouge
1	gousse d'ail
1	cuillère à soupe d'huile d'olive
100 g	de bœuf haché
2	cuillères à soupe de concentré de tomate
200 g	de coulis de tomates (en conserve)
	Chili en poudre au goût
2	cuillères à café d'origan séché
	Sel et poivre noir au goût
30 g	de petits pois (surgelés)
5	feuilles de basilic frais
20g	Parmesan

PRÉPARATION

1. Nettoyez et épluchez les carottes et utilisez un coupe-spirale pour les couper en fines lanières comme des spaghettis. Sinon, vous pouvez utiliser un épluche-légumes pour trancher comme des tagliatelles.

2. Pelez et émincez finement l'oignon et l'ail. Faites chauffer l'huile d'olive dans une poêle. Faites-y sauter l'oignon et l'ail. Ajoutez la viande hachée et faites sauter brièvement. Ajoutez le concentré de tomate et faites rôtir brièvement. Ensuite, ajoutez la passata de tomates. Assaisonnez avec du piment en poudre, de l'origan, du sel et du poivre. Laissez mijoter la sauce à feu doux pendant 20 minutes en remuant de temps en temps.

3. Enfin, ajoutez les petits pois à la sauce et faites cuire 7-8 minutes.

4. Pendant ce temps, faites bouillir une grande quantité d'eau salée dans une casserole. Faites-y cuire les spaghettis de carottes pendant 2-3 minutes, puis égouttez-les dans une passoire.

5. Lavez le basilic, égouttez-le, hachez-le et ajoutez-le à la sauce. Râpez le parmesan. Versez les spaghettis de carottes dans une assiette, et versez la sauce bolognaise par-dessus. Saupoudrez de parmesan.

PAMPLEMOUSSE AU BŒUF ET FETA

UNE PORTION (360G) APPORTE : DE LIPIDES : **32G** • DE GLUCIDES : **19G**
CALORIES : **560KCAL** • DE PROTÉINES : **45G**

INGRÉDIENTS

1	steak (150 g) de boeuf
	Gros sel de mer au goût
1	pamplemousse rose bio (env. 100 g de pulpe)
1	oignon nouveau
10 g	de pignons de pin
50 g	de feta
10 g	de miel
1	cuillère à soupe d'huile d'olive

PRÉPARATION

1. Préchauffez le four à 250°C en position cuisson au grill. Tapissez une grille du four de papier d'aluminium.

2. Rincez le steak de bœuf à l'eau froide, séchez-le avec du papier absorbant et aplatissez-le avec un maillet à viande. Placez sur le papier aluminium et faites-le griller au four pendant 2-3 minutes. Retournez le steak et faites griller encore 2-3 minutes. Sortez la viande de bœuf du four, coupez-la en cubes de 1 cm et assaisonnez avec un peu de sel. Baissez la température du four à 200°C en position cuisson au grill.

3. Coupez le pamplemousse en deux et retirez délicatement la chair du fruit en laissant la peau intacte. Mixez la chair (sans les pépins) dans un bol avec un mixeur plongeant.

4. Nettoyez et lavez les oignons nouveaux et coupez-les en fines rondelles. Faites torréfier les pignons de pin dans une poêle antiadhésive sans matière grasse et hachez-les. Émiettez la feta.

5. Mélangez la purée de pamplemousse, les cubes de bœuf, la ciboule, les pignons, la feta, le miel et l'huile dans un bol et remplissez-en les moitiés de pamplemousse.

6. Placez les moitiés de pamplemousse farcies sur la grille du four et faites griller au four (milieu) pendant 10 à 15 minutes.

ROULEAUX DE BŒUF AU PESTO AVEC FEUILLES D'ÉPINARDS ET GNOCCHIS AU THYM

UNE PORTION (440G) APPORTE: DE LIPIDES : **32G** • DE GLUCIDES : **35G**

CALORIES : **550KCAL** • DE PROTÉINES : **36G**

INGRÉDIENTS

100 g   de gnocchi (du comptoir réfrigéré)

2   branches de thym

1 kg   de pousses d'épinards (frais) ou 300 g surgelés

Sel au goût

2   steaks (de 50 g chacun) de boeuf minute

Poivre noir au goût

2   cuillères à café rases de pesto (en pot)

1   oignon (100 g)

1   gousse d'ail

3   cuillères à soupe d'huile d'olive

10 g   de parmesan râpé

Noix de muscade fraîchement râpée

2   petites brochettes en bois

PRÉPARATION

1. Faites cuire les gnocchis selon les instructions du paquet. Lavez le thym, secouez-le et effeuillez-le.

2. Triez et lavez les épinards. Faites-les cuire dans une casserole d'eau bouillante salée pendant 2-3 minutes, puis passez au tamis, rincez à l'eau froide et égouttez. Pressez fermement les épinards, hachez-les grossièrement.

3. Rincez les steaks à l'eau froide, essuyez-les avec du papier absorbant, placez-les sur un film alimentaire et aplatissez-les avec un maillet à viande. Assaisonnez chaque steak avec du sel et du poivre, badigeonnez avec 1 cuillère à café rase de pesto, faites rouler et fixez avec une brochette en bois.

4. Pelez et hachez finement l'oignon et l'ail. Faites chauffer 1 cuillère à soupe d'huile d'olive dans une poêle recouverte de papier sulfurisé et faites-y sauter l'oignon et l'ail jusqu'à ce qu'ils soient translucides. Ajoutez les épinards et faites sauter pendant 2-3 minutes. Saupoudrez de parmesan et assaisonnez avec la noix de muscade, du sel et du poivre.

5. Faites chauffer 1 cuillère à soupe d'huile d'olive dans une poêle recouverte de papier sulfurisé, faites sauter les gnocchis pendant 2-3 minutes. Assaisonnez avec du sel, de la noix de muscade et du poivre.

6. Faites chauffer le reste d'huile d'olive dans une autre poêle recouverte de papier sulfurisé, faites cuire les rouleaux de steak des deux côtés à feu moyen pendant 2-3 minutes. Assaisonnez avec du sel et du poivre. Servez avec des épinards et des gnocchis. Saupoudrez les gnocchis de thym.

MAGRET DE CANARD DE BARBARIE AVEC ÉPINARDS ET PURÉE DE CÉLERI

UNE PORTION (905G) APPORTE: DE LIPIDES : **48G** • DE GLUCIDES : **12G**
CALORIES : **660KCAL** • DE PROTÉINES : **38G**

INGRÉDIENTS

500 g de feuilles d'épinards frais

Sel au goût

1 magret (125 g) de canard de Barbarie avec peau

150 g de céleri-rave

30 ml de crème

1 échalote

1 gousse d'ail

1 cuillère à soupe de beurre

Noix de muscade râpée au goût

30 g de tomates séchées (marinées dans l'huile)

PRÉPARATION

1. Retirez les tiges des feuilles d'épinards, lavez-les et faites-les cuire dans une casserole d'eau bouillante salée pendant 2-3 minutes. Passez ensuite au tamis, rincez à l'eau froide et égouttez.

2. Préchauffez le four à 160°C voûte/sole (140°C chaleur tournante). Tapissez une plaque à pâtisserie de papier sulfurisé.

3. Entaillez la peau du magret de canard en formant un losange. Déposez le magret de canard du côté de la peau sur la plaque de cuisson et faites cuire au four (milieu) pendant 8 à 10 minutes. Retirez et enveloppez dans du papier aluminium et laissez reposer 5 à 10 minutes.

4. Nettoyez, lavez et émincez le céleri, faites-le blanchir dans une casserole d'eau bouillante salée. Égouttez à travers un tamis, mélangez avec la crème dans une casserole et faites cuire à feu moyen-élevé jusqu'à ce que le céleri soit tendre comme du beurre. Mixez le céleri au mixeur plongeant.

5. Pelez l'échalote et l'ail, hachez finement l'échalote. Faites chauffer le beurre dans une petite casserole, faites sauter l'ail pressé avec les cubes d'échalotes et les épinards. Assaisonnez avec du sel et de la muscade.

6. Égouttez les tomates séchées, coupez-les finement et mélangez-les aux épinards. Servez avec la purée de céleri sur le magret de canard.

COURGETTES FARCIES AU JAMBON DE PARME

INGRÉDIENTS

2	courgettes
200 g	de tomates
100 g	de mozzarella
50 g	de jambon de Parme en tranches très fines
1	cuillère à café d'huile d'olive
	Sel, poivre et sel tomate-mozzarella

PRÉPARATION

1. Préchauffez le four à 200°C (chaleur tournante 180°C).

2. Lavez et nettoyez les courgettes. Coupez-les en deux dans le sens de la longueur et évidez-les un peu.

3. Lavez les tomates et coupez-les en tranches.

4. Égouttez la mozzarella et coupez-la en tranches fines.

5. Assaisonnez les moitiés de courgettes avec du sel et du poivre. Répartissez uniformément les tranches de jambon sur 2 des 4 moitiés de courgettes, puis disposez les tomates et les tranches de mozzarella en tuiles par-dessus. Assaisonnez avec le sel tomate-mozzarella et recouvrez avec les deuxièmes moitiés de courgette.

6. Badigeonnez le dessus des courgettes d'huile et faites cuire le tout au four sur une feuille de papier sulfurisé pendant 20 à 30 minutes.

UNE PORTION APPORTE: DE LIPIDES: **15G** • DE GLUCIDES: **6G** • DE PROTÉINES: **18G**

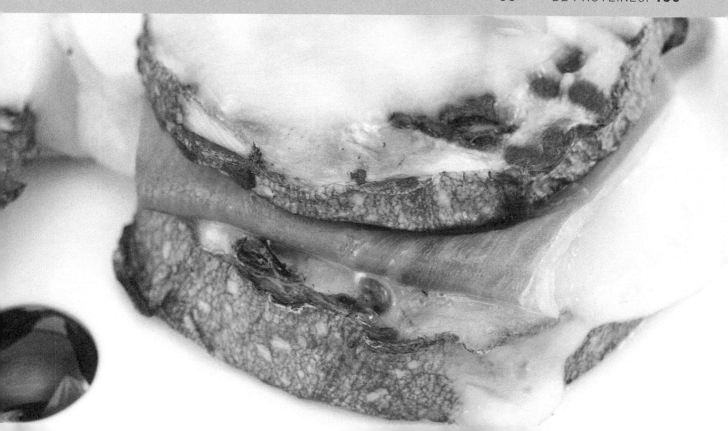

ESCALOPE DE CHOU-RAVE AVEC TREMPETTE DE QUARK AUX HERBES

UNE PORTION (475G) APPORTE: DE LIPIDES : **40G** • DE GLUCIDES : **24G**
CALORIES : **610CAL** • DE PROTÉINES : **35G**

INGRÉDIENTS

1   chou-rave (environ 250 g)

       Sel au goût

1   trait de jus de citron

       Poivre noir au goût

2   œufs (taille M)

2   cuillères à soupe de farine

40 g   de parmesan finement râpé

2   cuillères à soupe d'huile de noix de coco neutre

100 g de fromage blanc (20% de matières grasses)

3   cuillères à soupe d'herbes fraîchement hachées, par ex. persil fries

PRÉPARATION

1. Pelez le chou-rave et coupez-le en tranches de 0,5 cm d'épaisseur. Faites-le blanchir dans une casserole avec de l'eau bouillante salée et 1 filet de jus de citron pendant environ 4 minutes. Égouttez dans une passoire et laissez refroidir.

2. Assaisonnez les tranches de chou-rave des deux côtés avec du sel et du poivre.

3. Fouettez les œufs dans une assiette creuse avec une fourchette. Mettez la farine dans une deuxième assiette. Répartissez le parmesan dans une autre assiette. Trempez les tranches de chou-rave dans la farine, tapotez-les un peu, puis passez-les dans le mélange d'œufs puis dans le parmesan.

4. Faites chauffer l'huile de noix de coco dans une poêle et faites frire les tranches de chou-rave à feu moyen pendant environ 2-3 minutes des deux côtés jusqu'à ce qu'elles soient croustillantes.

5. Mélangez le fromage blanc avec les herbes dans un bol, salez et poivrez et servez avec les escalopes de chou-rave.

CURRY DE TOFU AUX PETITS POIS ROUGES

UNE PORTION (610G) APPORTE: DE LIPIDES : **45G** • DE GLUCIDES : **14G**
CALORIES : **775KCAL** • DE PROTÉINES : **27G**

INGRÉDIENTS

50 g	de petits pois (surgelés)
1	gousse d'ail
1	morceau de gingembre frais de la taille d'une noix
150 g	de tofu nature
2	cuillères à café d'huile de noix de coco
	Sel au goût
1	cuillère à café de pâte de curry rouge
200 ml	de lait de coco
200 ml	de bouillon de légumes
	Poivre noir au goût
1	cuillère à soupe de coriandre fraîchement hachée

PRÉPARATION

1. Décongelez les petits pois. Pelez et pressez l'ail. Pelez et hachez finement le gingembre. Égouttez le tofu, coupez-le en cubes de 1 cm et essuyez-le avec du papier absorbant.

2. Faites chauffer 1 cuillère à café d'huile de noix de coco dans une poêle antiadhésive, ajoutez le tofu avec du sel et faites-le cuire des deux côtés à feu vif jusqu'à ce qu'il soit doré. Retirez le tofu de la poêle.

3. Faites chauffer le reste d'huile de coco dans une casserole haute, faites rôtir la pâte de curry, l'ail et le gingembre à feu moyen pendant 2 minutes en remuant. Ajoutez 100 ml de lait de coco et le bouillon de légumes. Laissez mijoter en remuant pendant 3-4 minutes, puis ajoutez le reste du lait de coco, des petits pois et du tofu cuit précédemment. Laissez mijoter le curry encore 2 minutes, assaisonnez avec du poivre et servez parsemé de coriandre.

POÊLÉE DE CHAMPIGNONS À LA CRÈME DE RICOTTA

UNE PORTION (850G) APPORTE: DE LIPIDES : **29G** • DE GLUCIDES : **17G**
CALORIES : **515KCAL** • DE PROTÉINES : **40G**

INGRÉDIENTS

400 g   de champignons

1   oignon

1   gousse d'ail

4   brins de thym

2   cuillères à soupe d'huile d'olive

Sel et poivre noir au goût

1   cuillère à café de marjolaine séchée

100 g   de ricotta

50 g   de fromage blanc maigre

200 ml   de babeurre

1   cuillère à soupe de moutarde moyennement piquante

1   cuillère à soupe de jus de citron

PRÉPARATION

1. Taillez, nettoyez et coupez les champignons en deux selon leur taille. Pelez et hachez finement l'oignon et l'ail. Lavez le thym, égouttez-le, effeuillez 2 brins.

2. Faites chauffer 1 cuillère à soupe d'huile dans une poêle. Faites-y sauter l'oignon et l'ail jusqu'à ce qu'ils soient translucides, ajoutez les champignons et faites sauter à feu moyen environ 10 minutes. Assaisonnez avec le sel, le poivre et la marjolaine.

3. Mélangez le reste d'huile d'olive dans un bol avec la ricotta, le fromage blanc, le babeurre, la moutarde, le jus de citron, les feuilles de thym, le sel et le poivre. Ajoutez le mélange aux champignons, faites bouillir brièvement puis laissez mijoter environ 5 minutes. Salez et poivrez puis servez garni de brins de thym.

POÊLÉE GRECQUE AVEC HALLOUMI ET OLIVES VERTES

UNE PORTION (350G) APPORTE: DE LIPIDES : **50G** • DE GLUCIDES : **11G**

CALORIES : **600KCAL** • DE PROTÉINES : **32G**

INGRÉDIENTS

100 g   halloumi

100 g   d'olives vertes (marinées à l'eau, sans noyaux)

5-6   brins de thym

1   cuillère à soupe d'huile d'olive

1   cuillère à café de pesto rouge (en pot)

Sel et poivre au goût

1   cuillère à soupe de sésame blanc

1   cuillère à café de vinaigre balsamique

PRÉPARATION

1. Coupez le halloumi en dés. Égouttez les olives. Lavez le thym et égouttez-le.

2. Faites chauffer l'huile d'olive dans une poêle recouverte de papier sulfurisé et faites sauter le halloumi et les olives à feu moyen-élevé pendant environ 5 à 6 minutes.

3. Ajoutez le pesto et les brins de thym et faites cuire encore 2-3 minutes. Assaisonnez enfin avec du sel et du poivre. Avant de servir, saupoudrez de graines de sésame et arrosez avec le vinaigre balsamique.

--- ASTUCE ---

Le plat contient peu d'eau et des aliments riches en fibres, nous recommandons donc une salade de tomates avec une vinaigrette à l'huile d'olive pour la poêle grecque.

ŒUFS À L'ANDALOUSE

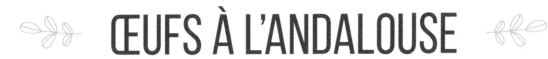

UNE PORTION (510G) APPORTE: DE LIPIDES : **30G** • DE GLUCIDES : **28G**
CALORIES : **505KCAL** • DE PROTÉINES : **28G**

INGRÉDIENTS

½   oignon

1   petite gousse d'ail

100 g   de poivrons rouges

150 g   de tomates

1   cuillère à soupe d'huile d'olive

¼   cuillère à café de paprika doux en poudre

    Sel et poivre noir au goût

2   œufs (taille M)

1   tranche (15 g) de jambon Serrano

1   tranche (15 g) de saucisse chorizo

10 g   de petits pois (en conserve ou surgelés)

1   cuillère à soupe de persil plat fraîchement haché

1   tranche (30 g) de baguette aux olives

    Plat à four (Ø 16 cm)

PRÉPARATION

1. Préchauffez le four à 220°C chaleur voûte/ sole (four ventilé 200°C).

2. Pelez et coupez finement l'oignon. Pelez et écrasez l'ail. Nettoyez, lavez et hachez les poivrons. Lavez les tomates et coupez-les finement.

3. Faites chauffer l'huile d'olive dans une poêle, faites-y sauter l'oignon et les poivrons jusqu'à ce qu'ils soient tendres. Ajoutez l'ail et les tomates, assaisonnez avec du paprika, salez et poivrez. Faites sauter les légumes à feu moyen pendant 5 minutes.

4. Répartissez les légumes dans la cocotte et versez les oeufs par-dessus. Répartissez le jambon Serrano, la saucisse chorizo et les petits pois égouttés sur les légumes et les œufs.

5. Placez la cocotte au four (milieu) et faites cuire les œufs pendant 15 minutes, jusqu'à ce que les blancs soient complétement cuits et que les jaunes soient encore tendres, puis sortez le plat du four. Parsemez les œufs de persil et servez avec la tranche de baguette aux olives.

POIVRONS ROUGES FARCIS À L'ŒUF

INGRÉDIENTS

2	gros poivrons rouges
30 g	de riz brun
	Sel au goût
1	échalote
1	gousse d'ail
100 g	de tomates cocktail
150 g	de blettes
2	brins de persil
½	citron bio
1	cuillère à soupe d'huile d'olive

PRÉPARATION

1. Préchauffez le four à 180°C chaleur voûte/sole (160°C chaleur tournante).

2. Lavez, coupez en deux et épépinez les poivrons.

3. Faites cuire le riz dans une casserole d'eau bouillante salée selon les instructions sur l'emballage. Passez ensuite au tamis.

4. Pendant ce temps, épluchez et hachez finement l'échalote et l'ail. Lavez et coupez les tomates en quartiers. Sélectionnez les blettes, lavez-les et égouttez-les bien. Lavez et séchez le persil, effeuillez, réservez une partie et hachez le reste. Lavez le citron à l'eau chaude et essuyez-le avec du papier absorbant. Râpez sa peau et pressez le fruit.

5. Faites chauffer l'huile dans une petite casserole haute, faites-y sauter l'échalote et l'ail environ 1 minute. Ajoutez les tomates, le zeste et le jus de citron. Couvrez et laissez mijoter à feu moyen environ 3 minutes. Ajoutez les blettes, le persil haché et 5 cuillères à soupe d'eau. Assaisonnez avec du sel, du poivre et du sucre et laissez mijoter 3 à 5 minutes. Ajoutez le riz et le fromage blanc et mélangez le tout.

6. Déposez les poivrons dans la cocotte et remplissez-les avec le mélange de blettes et de riz. Faites cuire au four (milieu) environ 45 minutes. Au bout de 15 minutes, cassez 1 œuf sur chaque poivron et assaisonnez avec du sel et du poivre, puis poursuivez la cuisson au four.

7. Avant de servir, saupoudrez les poivrons avec le persil restant.

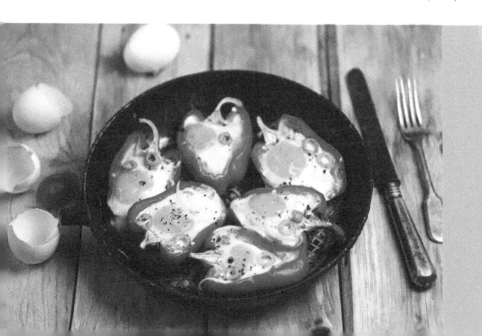

1 PORTION (835G) APPORTE

- CALORIES : **540KCAL**
- DE LIPIDES : **24G**
- DE GLUCIDES : **35G**
- DE PROTÉINES : **32G**

OMELETTE FAÇON PIZZA D'ITALIE

INGRÉDIENTS

300 g	de pousses d'épinards (frais ou 150 g surgelés)
	Sel au goût
80 g	de tomates cocktail
3-5	feuilles de basilic
2	cuillères à café d'huile d'olive
	Noix de muscade fraîchement râpée et poivre noir au goût
½	avocat
1	cuillère à café de jus de citron
2	œufs (taille M)
2	cuillères à soupe de lait (3,5% de matières grasses)
30 g	gouda râpé
10 g	de parmesan rape

PRÉPARATION

1. Triez les épinards, lavez-les et faites-les dans une casserole d'eau bouillante salée pendant 2-3 minutes. Égouttez les épinards dans une passoire, rincez-les sous l'eau froide et égouttez-les, puis pressez-les et hachez-les grossièrement.

2. Lavez et coupez les tomates en deux. Lavez le basilic et séchez-le.

3. Faites chauffer 1 cuillère à café d'huile dans une poêle antiadhésive et faites-y sauter les épinards et les tomates. Assaisonnez avec de la noix de muscade, du sel et du poivre.

4. Pelez l'avocat, retirez le noyau ; coupez-le en fins quartiers et arrosez-le avec le jus de citron.

5. Dans un bol, battez ensemble les œufs, le lait, le sel et le poivre. Faites chauffer le reste d'huile dans une deuxième poêle. Ajoutez les œufs. Retournez l'omelette à l'aide d'une assiette.

6. Répartissez les épinards, les tomates et le gouda sur l'omelette et faites sauter à feu doux jusqu'à ce que le fromage soit légèrement fondu, environ 3 minutes. Saupoudrez de parmesan et servez avec les quartiers d'avocat.

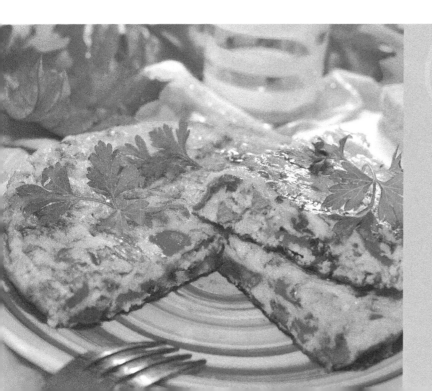

1 PORTION (480G) APPORTE

- CALORIES : **545KCAL**
- DE LIPIDES : **42G**
- DE GLUCIDES : **8G**
- DE PROTÉINES : **30G**

SNACKS

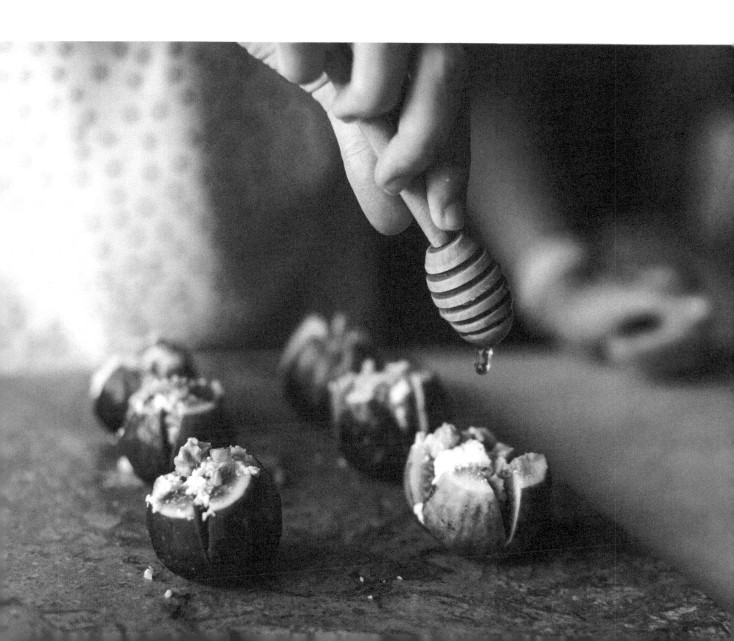

TREMPETTE AUX HARICOTS NOIRS

INGRÉDIENTS

2	grosses gousses d'ail hachées
½	gros poivron vert haché
½	gros poivron rouge haché
¼	tasse d'oignon jaune haché
1	cuillère à café d'huile de colza
	Deux boîtes de 425 g de haricots noirs, égouttés et rincés
	Jus de 1 citron vert entier
2	cuillères à café de graines de coriandre moulues
1	cuillère à café de cumin moulu au goût
½	cuillère à café de poivre de Cayenne au goût
¼	cuillère à café de sel au goût
	Poivre noir moulu au goût
2	cuillères à soupe d'eau
1/3	tasse de taille moyenne de sauce salsa

PRÉPARATION

1. Dans une grande poêle antiadhésive, faites cuire l'ail, les poivrons verts et rouges et l'oignon dans l'huile de colza à feu moyen, en remuant continuellement, jusqu'à ce que l'oignon soit translucide. Retirez la poêle du feu et mettez-la de côté.

2. Dans un robot culinaire, mélangez les haricots noirs, le jus de citron vert, les épices et l'eau jusqu'à obtenir une consistance lisse, en ajoutant jusqu'à 2 cuillères à soupe d'eau si nécessaire pour obtenir la consistance désirée.

3. Ajoutez le mélange d'oignons et la sauce salsa, et mélangez jusqu'à obtenir une consistance lisse.

4. Couvrez la trempette et réfrigérez pendant 3 heures. Servez avec des croustilles de tortilla cuites au four ou des crudités.

ASTUCE

Pour rehausser simultanément votre trempette et ajouter quelques légumes supplémentaires, ajoutez des tomates hachées sur le dessus avant de servir.

1 PORTION APPORTE

- CALORIES: **38KCAL**
- DE LIPIDES: **1G**
- SEL: **149MG**
- CHARGE GLYCÉMIQUE : **2**
- DE GLUCIDES: **7G**
- DE PROTÉINES: **2G**
- CHOLESTÉROL: **0MG**

REMARQUE

Ne soyez pas effrayé par la couleur de cette recette. Même si cette trempette aux haricots noirs a une étrange couleur grise, elle a un goût fantastique. Idéal pour la famille, vous ne voudrez peut-être pas servir cette trempette lors d'une fête sans avertir vos invités de la couleur (à moins que vous n'organisiez une fête d'Halloween, alors c'est parfait !).

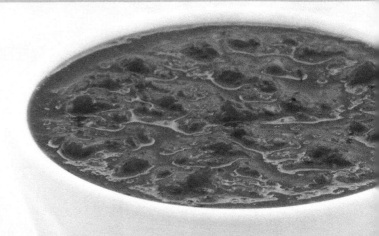

MINI-PIZZAS AUX COURGETTES GRILLÉES

INGRÉDIENTS

2   petites courgettes

       Sel au goût

113 g   de parmesan

¼   tasse d'olives noires tranchées

--- VARIANTE ---

Vous n'aimez pas les olives noires ? Remplacez-les par vos légumes préférés (comme des tomates hachées, des poivrons hachés ou tout autre légume auquel vous pourriez penser). Vous avez l'embarras du choix !

PRÉPARATION

1. Préchauffez le gril ou la poêle à griller à feu moyen-vif.

2. Coupez les courgettes dans le sens de la longueur en 2 morceaux. Puis recoupez-les en deux pour faire quatre morceaux de 10 cm.

3. Salez selon votre goût.

4. Saupoudrez environ 15 g de parmesan sur chaque tranche. Garnissez avec les olives.

5. Enveloppez les pizzas aux courgettes sans serrer dans du papier aluminium (pour que le fromage ne colle pas à la cuisson) et faites-les griller (le bas des courgettes vers le bas) à feu moyen pendant 10 à 15 minutes jusqu'à ce que le fromage soit fondu et que les courgettes aient ramolli mais restent encore un peu fermes.

--- REMARQUE ---

Les légumes sont d'excellentes collations et vous pouvez les préparer de différentes façons. Cette recette est rapide et facile à préparer et vous donne une idée de la simple consommation de bâtonnets de légumes crus.

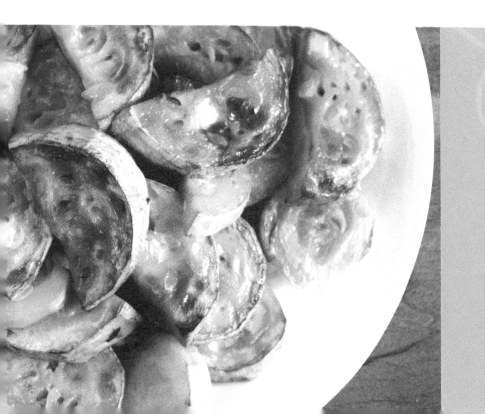

1 PORTION APPORTE

- CALORIES : **170KCAL**
- CHARGE GLYCÉMIQUE : **0**
- DE LIPIDES : **0G**
- CHOLESTÉROL : **22MG**
- SEL : **872MG**
- DE GLUCIDES : **5G**
- DE PROTÉINES : **13G**

HOUMOUS TRADITIONNEL

INGRÉDIENTS

3 gousses d'ail, hachées et réduites en purée avec ½ cuillère à café de sel

1 boîte de 453 à 538 g de pois chiches rincés et égouttés

3 cuillères à soupe de jus de pois chiche (réservé de la boîte)

¼ tasse de tahini (purée de sésame)

2 cuillères à soupe de jus de citron frais

2 cuillères à soupe d'huile d'olive extra vierge

1 cuillère à café de cumin moulu

3 cuillères à soupe de feuilles de coriandre fraîche

PRÉPARATION

1. Ajoutez tous les ingrédients dans un robot culinaire et mélangez jusqu'à l'obtention d'une consistance lisse et homogène.

2. Servez immédiatement ou conservez au réfrigérateur.

VARIANTE

Vous pouvez remplacer les feuilles de coriandre fraîche par du persil frais si vous n'êtes pas fan de coriandre.

REMARQUE

Le houmous est un aliment de base dans ma cuisine car il peut être utilisé de plein de façons différentes. C'est une excellente option de collation à faible teneur en calories et en glycémie, et cela vous évite la frustration de devoir consommer des légumes crus seuls, du pain pita au blé entier et des tranches de pommes.

1 PORTION APPORTE

- CALORIES: **112KCAL**
- DE LIPIDES: **8G**
- CHARGE GLYCÉMIQUE : **4**
- DE GLUCIDES: **8G**
- CHOLESTÉROL: **0MG**
- SEL: **73MG**

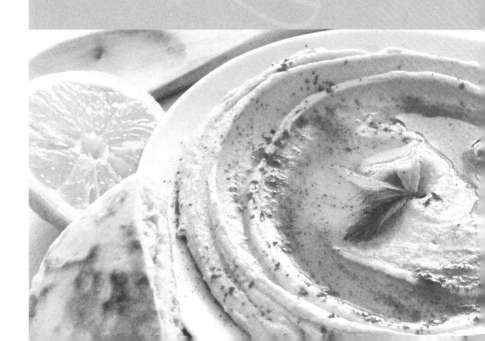

CHIPS DE POMMES

INGRÉDIENTS

6	tasses de pommes pelées et tranchées
¼	tasse d'eau
4	cuillères à café de cassonade, plus 1 cuillère à soupe
2	cuillères à café de jus de citron
1	cuillère à café de cannelle
½	tasse d'avoine
¼	tasse de farine de blé entier
¼	tasse d'huile de colza

PRÉPARATION

1. Préchauffez le four à 190°C. Mélangez les pommes, l'eau, 4 cuillères à café de cassonade, le jus de citron et la cannelle dans un bol de taille moyenne et mélangez soigneusement.

2. Vaporisez un plat de cuisson 8 x 8 avec un aérosol de cuisson antiadhésif, puis disposez le mélange de pommes dans le plat.

3. Mélangez le reste des ingrédients (y compris 1 cuillère à soupe de cassonade) dans un petit bol et saupoudrez sur les pommes.

4. Faites cuire au four pendant 30 minutes ou jusqu'à ce que les pommes soient tendres et que la garniture soit légèrement dorée.

REMARQUE

Il s'agit d'une version allégée de chips aux pommes qui permet de réduire les calories consommées et votre charge glycémique tout en vous permettant de savourer un délicieux encas chaud.

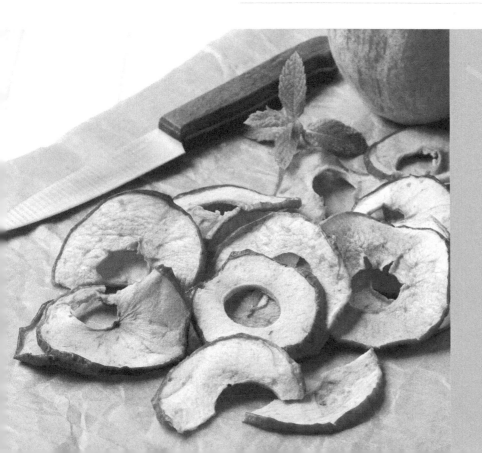

1 PORTION APPORTE

- CALORIES : **314KCAL**
- CHARGE GLYCÉMIQUE : **9**
- DE LIPIDES : **15G**
- CHOLESTÉROL : **0MG**
- SEL : **4MG**
- DE GLUCIDES : **45G**
- DE PROTÉINES : **13G**

DESSERTS

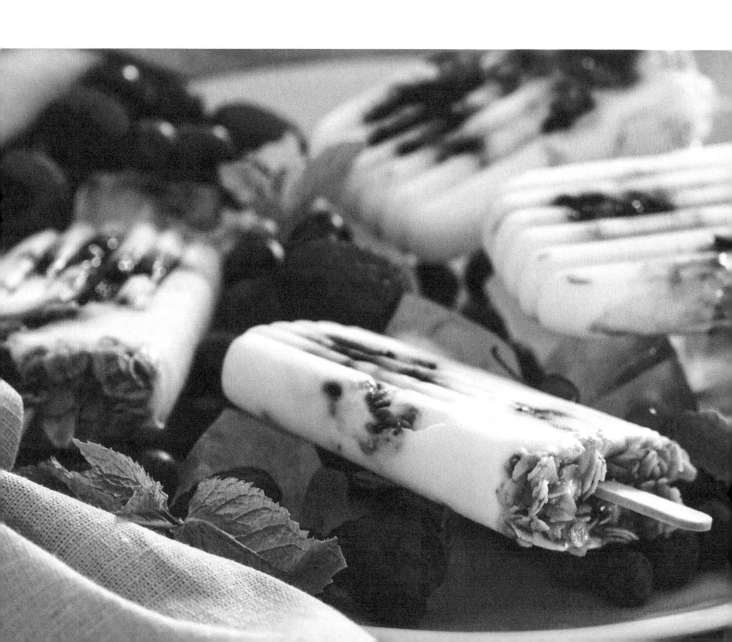

SUCETTES GLACÉES AU SMOOTHIE DE FRUITS

UNE PORTION APPORTE: CHARGE GLYCÉMIQUE : **6** • CHOLESTÉROL : **3MG** • SEL : **37MG**
DE GLUCIDES : **16G** • DE LIPIDES : **1G** • CALORIES : **80KCAL** • PROTÉINES : **3G**

INGRÉDIENTS

Des fruits surgelés au choix

PRÉPARATION

1. Préparez un smoothie aux fruits comme indiqué dans les recettes de smoothies.

2. Versez le smoothie dans des gobelets en papier, placez les gobelets sur une petite plaque à biscuits et mettez-les au congélateur pendant 30 à 45 minutes.

3. Retirez les gobelets du congélateur et placez délicatement un bâtonnet au centre de chaque gobelet. Remettez les gobelets au congélateur et congelez toute la nuit ou pendant 24 heures.

4. Décollez le papier des sucettes glacées et dégustez.

ATTENTION

Assurez-vous d'utiliser des gobelets en carton. Si vous en utilisez en plastique, vos smoothies Pops aux fruits congelés colleront aux gobelets.

REMARQUE

Les sucettes glacées aux fruits vous permettent de savourer un snack froid pendant une journée chaude sans excès de sucre. Vos enfants vont les adorer aussi !

TARTE À LA CITROUILLE SANS CROÛTE

INGRÉDIENTS

1	aérosol de cuisson pour légumes
½	tasse de blancs d'œufs (environ 4)
½	tasse de sucre
2	cuillères à café d'épices pour tarte à la citrouille
1	boîte de 340 g de lait écrémé
1	boîte de citrouille de 453 g

PRÉPARATION

1. Préchauffez le four à 177°C.

2. Vaporisez légèrement un moule à tarte en verre de 22 cm avec un aérosol d'huile végétale. Mélangez tous les ingrédients dans un bol de taille moyenne. Versez le mélange dans le moule à tarte et faites cuire jusqu'à ce que la lame d'un couteau ressorte sèche en piquant, soit environ 45 minutes.

3. Laissez refroidir la tarte avant de la couper en 8 pointes ou de la conserver au réfrigérateur.

REMARQUE

La tarte à la citrouille est l'un de ces plats réconfortants classiques d'automne. C'est aussi probablement l'une des tartes avec le plus faible nombre de calories et la plus faible charge glycémique que vous puissiez trouver. Vous pouvez faire en sorte que la tarte à la citrouille soit encore meilleure pour votre santé (et pour vos objectifs de perte de poids) en ne mangeant pas la croûte : vous pourrez ainsi profiter d'un dessert sucré sans manger toutes les calories et les ingrédients à indice glycémique élevé.

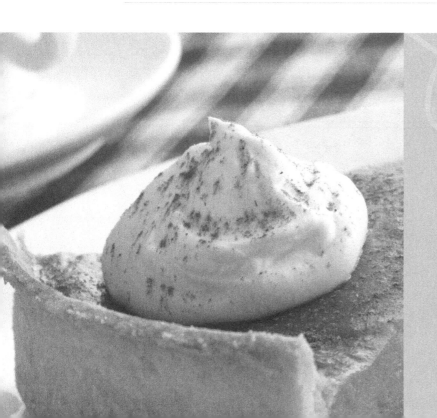

1 PORTION APPORTE

- CALORIES : **111KCAL**
- CHARGE GLYCÉMIQUE : **12**
- DE LIPIDES : **0G**
- CHOLESTÉROL : **2MG**
- SEL : **79MG**
- DE GLUCIDES : **22G**
- DE PROTÉINES : **6G**

PANNA COTTA AUX FRUITS ROUGES

INGRÉDIENTS

½	citron bio
50 ml	de crème
½	sachet (7,5 g) de gélatine
50 g	de fromage blanc maigre
50 ml	de lait (3,5 % de matières grasses)
5 g	de sucre vanillé
75 g	de baies, par ex. myrtilles ou fraises (fraîches ou congelées)
½	cuillère à café de vanille moulue
1	cuillère à café légèrement bombée de sucre en poudre
1	moule (contenance : 250 ml)

PRÉPARATION

1. Lavez le citron, essuyez-le avec du papier absorbant, râpez le zeste et pressez le fruit.

2. Fouettez la crème dans un bol avec un batteur électrique jusqu'à l'obtention d'une consistance ferme. Dans un deuxième bol, mélangez la gélatine avec le fromage blanc et le lait pendant 1 minute à l'aide d'un batteur à main. Ajoutez la crème, le zeste de citron, le jus de citron et le sucre vanillé.

3. Versez la crème fouettée dans le moule et réfrigérez au moins 1 heure.

4. Décongelez les baies (si vous utilisez des baies surgelées) ou lavez-les soigneusement si elles sont fraîches, triez-les et essuyez-les avec du papier absorbant. Juste avant de servir, réduisez les baies en purée dans un bol avec un mélangeur à main et ajoutez la vanille. Servez votre panna cotta avec la purée de baies et saupoudrez de sucre en poudre

UNE PORTION (245G) APPORTE: DE LIPIDES : **18G** • DE GLUCIDES : **17G**
CALORIES : **310KCAL** • DE PROTÉINES : **19G**

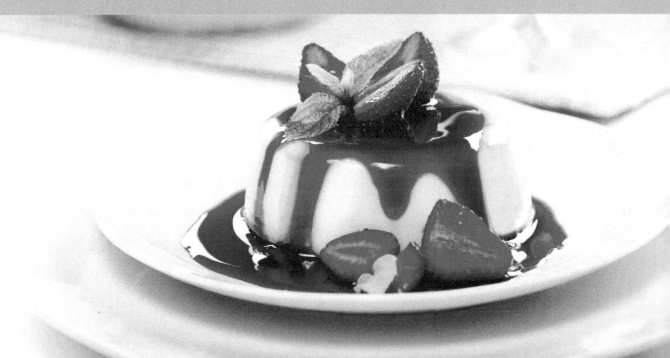

MOUSSE DE QUARK SUR PRUNES AU VIN ROUGE

UNE PORTION (300G) APPORTE: DE LIPIDES : **18G** • DE GLUCIDES : **20G**

CALORIES : **345KCAL** • DE PROTÉINES : **19G**

INGRÉDIENTS

100 g   de prunes

15 g   de beurre

25 ml   de vin rouge doux

1   cuillère à café de jus d'orange

1   cuillère à café de miel

½   cuillère à café de cannelle

1   clou de girofle

½   cuillère à café de gomme de caroube

1   blanc d'œuf

1   pincée de sel

1   cuillère à café de jus de citron

100 g   de fromage blanc (20% de matières grasses)

1   cuillère à café d'eau

½   cuillère à café de vinaigre balsamique

PRÉPARATION

1. Lavez les prunes, coupez-les en deux et dénoyautez-les. Faites fondre le beurre dans une casserole. Faites-y sauter les prunes. Ajoutez le vin et le jus d'orange puis le miel, la cannelle et le clou de girofle et laissez mijoter à découvert à feu doux pendant environ 15 minutes.

2. Retirez le clou de girofle. Ajoutez la gomme de caroube en remuant constamment. Retirez la casserole du feu et laissez refroidir les prunes au vin rouge. Versez ensuite dans une coupelle à dessert.

3. Dans un bol, battez les blancs d'œufs avec le sel et le jus de citron jusqu'à ce qu'ils soient bien fermes. Dans un deuxième bol, mélangez le fromage blanc, l'eau et le jus de citron restant jusqu'à l'obtention d'une crémeuse. Ajoutez les blancs d'œufs au deuxième bol.

4. Posez la mousse de fromage blanc sur les prunes au vin rouge et arrosez le plat avec la crème de vinaigre balsamique.

ABRICOTS ENROBÉS DE NOIX

UNE PORTION (220G) APPORTE: DE LIPIDES : **14G** • DE GLUCIDES : **12G**
CALORIES : **250KCAL** • DE PROTÉINES : **17G**

INGRÉDIENTS

4	abricots (200 g)
1	œuf (taille M)
1	pincée de sel
1	trait de jus de citron
40 g	de fromage blanc maigre
1	cuillère à soupe de jus d'orange
5 g	d'amandes en poudre
10 g	d'amandes effilées
1	Cocotte (15 cm)

PRÉPARATION

1. Préchauffez le four à 180°C chaleur voûte/sole (160°C chaleur tournante).

2. Lavez les abricots, coupez-les en deux et retirez les noyaux. Disposez-les côte à côte dans un plat à gratin, côté coupé vers le haut.

3. Séparez l'œuf pour la garniture aux noix. Dans un bol, battez les blancs d'œufs avec le sel et 1 filet de jus de citron jusqu'à ce qu'ils soient bien fermes. Dans un deuxième bol, battez les jaunes d'œufs jusqu'à ce qu'on obtienne une crème. Ajoutez le fromage blanc, le jus d'orange et les amandes en poudre. Ensuite, ajoutez les blancs d'œufs.

4. Hachez finement les amandes effilées et ajoutez-les au mélange de noix. Versez-les dans les moitiés d'abricot. Faites gratiner les abricots au four (milieu) pendant 15-20 minutes.

SALADE DE FRUITS À LA CRÈME AU CHOCOLAT

INGRÉDIENTS

150 g	de fruits frais à faible teneur en sucre, par ex. baies, pomme, kiwi
1	cuillère à soupe de jus de citron
70 ml	de crème
1	cuillère à café de cacao noir en poudre (non sucré)
100 g	de fromage blanc maigre
	Poche à douille

PRÉPARATION

1. Lavez et nettoyez les fruits et, selon la variété, coupez-les en bouchées. Arrosez immédiatement avec le jus de citron dans un bol. Couvrez et laissez reposer 5 minutes.

2. Dans un deuxième bol, utilisez un fouet ou un batteur électrique pour fouetter la crème jusqu'à ce qu'elle soit semi-ferme. Ajoutez le cacao en poudre - et fouettez la crème jusqu'à l'obtention d'une consistance ferme. Ajoutez délicatement le le fromage blanc.

3. Versez la salade de fruits dans une coupelle à dessert et décorez avec la crème au chocolat à l'aide d'une poche à douille.

UNE PORTION (325G) APPORTE: DE LIPIDES : **24G** • DE GLUCIDES : **14G** CALORIES : **350KCAL** • DE PROTÉINES : **17G**

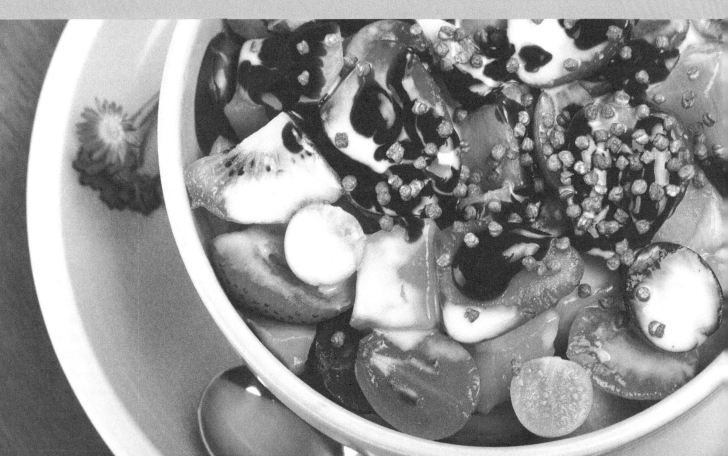

MOUSSE DE RICOTTA
À LA GELÉE D'ORANGE

1 PORTION (135G) APPORTE   DE LIPIDES: **21G** • DE GLUCIDES: **9G** • DE PROTÉINES: **7G**

CALORIES: **250KCAL**

UNE DENSITÉ DE GLUCIDES À 6,7 G POUR 100 G SE SITUE DANS LA FOURCHETTE BASSE

INGRÉDIENTS

3	feuilles de gélatine blanche
1	orange non traitée
150 g	de ricotta
1	cuillère à café de lait de poule
2	cuillères à café légèrement bombées de sucre en poudre
80 g	de crème
2	verres à whisky

PRÉPARATION

1. Faites tremper 2 feuilles de gélatine dans de l'eau froide pendant 8 à 10 minutes. Lavez bien l'orange, essuyez-la et râpez la moitié de la peau.

2. Mélangez la ricotta, le zeste d'orange, le lait de poule et le sucre en poudre jusqu'à l'obtention d'une consistance lisse.

3. Pressez légèrement les feuilles de gélatine et faites-les chauffer dans une petite casserole à feu doux jusqu'à ce que la gélatine soit dissoute. Ajoutez ensuite rapidement 2 cuillères à soupe de crème de ricotta et ajoutez le tout au mélange de l'étape 2. Réfrigérez.

4. Fouettez la crème jusqu'à l'obtention d'une consistance ferme. Lorsque la crème de ricotta est suffisamment ferme, ajoutez-la au mélange de l'étape 3 qui a été placé au réfrigérateur.

5. Répartissez le mélange dans 2 verres à whisky et lissez la surface. Laissez reposer au réfrigérateur pendant 1 heure.

6. Après environ 1 heure, faites tremper 1 feuille de gélatine dans de l'eau froide pendant 8 à 10 minutes. Pressez le jus d'une ½ orange. Pressez la gélatine comme décrit, dissolvez-la puis mélangez-la avec 3 cuillères à soupe de jus d'orange. Laissez refroidir légèrement et versez une couche très fine sur la mousse de ricotta. Laissez refroidir au réfrigérateur pendant encore 2 heures.

BÂTONNETS DE MANGUE AVEC SAUCE AUX BAIES

1 PORTION APPORTE   DE LIPIDES : **11G** · DE GLUCIDES : **11G** · DE PROTÉINES : **2G**
CALORIES : **192KCAL** · CE PLAT APPORTE **87KCAL POUR 100G**

INGRÉDIENTS

200 g   de baies surgelées mélangées

200 g   de mangue mûre

1   cuillère à soupe de miel

25 g   de flocons de noix de coco

Menthe pour la décoration

PRÉPARATION

1. Préchauffez le four à 180°C (160°C pour un four ventilé). Mixez les baies. Pelez la mangue, découpez le noyau et coupez la chair en bâtonnets de 5 à 8 cm de long et de la largeur d'un doigt.

2. Faites chauffer le miel jusqu'à ce qu'il devienne liquide. Trempez d'abord les bâtonnets dans le miel puis dans les flocons de noix de coco. Placez sur une plaque à pâtisserie tapissée de papier sulfurisé et faites cuire au four (milieu) pendant 5 à 7 minutes. Si nécessaire, retournez-les à mi-cuisson pour que les bâtonnets de mangue soient bien dorés. Servez les bâtonnets de mangue avec la sauce aux baies et garnissez de feuilles de menthe fraîche.

POT DE CHOCOLAT

INGRÉDIENTS

200 g de chocolat noir (70 % de cacao)

250 g de crème

3 jaunes d'œufs bien frais

100 g d'amandes effilées

PRÉPARATION

1. Concassez le chocolat et mettez-le dans un bol. Portez la crème à ébullition dans une petite casserole. Fouettez les jaunes. Retirez la casserole du feu et ajoutez les jaunes d'œufs dans la casserole en remuant constamment avec le fouet. Remettez la casserole sur la cuisinière et chauffez jusqu'à ce que le mélange épaississe mais ne caille pas.

2. Versez au tamis sur le chocolat haché. Laissez reposer, puis bien mélanger. Remuez avec un fouet jusqu'à l'obtention d'une consistance lisse, versez immédiatement dans de petites tasses à expresso et réfrigérez pendant une nuit. Faites griller les amandes effilées et parsemez-les.

1 PORTION (150G) APPORTE   DE LIPIDES: **50G** • DE GLUCIDES: **25G** • DE PROTÉINES: **11G**
CALORIES: **593KCAL** • CE PLAT APPORTE **262KCAL POUR 100G**

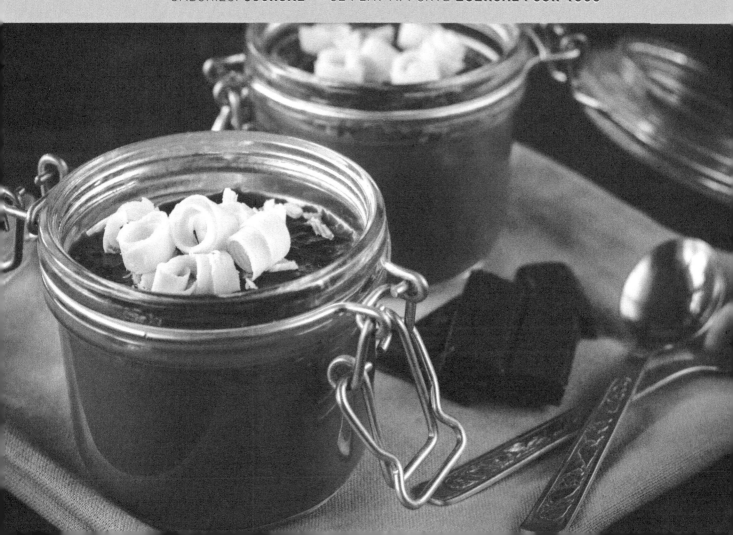

PANNA COTTA AUX FRUITS

1 PORTION (150G) APPORTE   DE LIPIDES: **18G** • DE GLUCIDES: **18G** • DE PROTÉINES: **4G**
CALORIES: **226KCAL** • CE PLAT APPORTE **149KCAL POUR 100G**

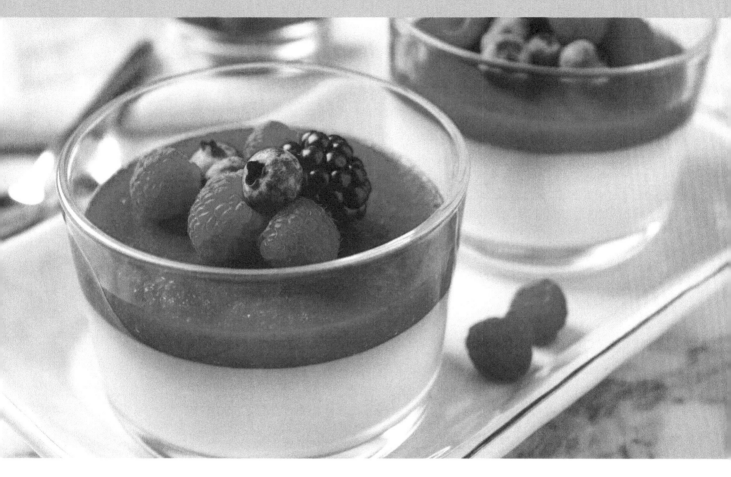

INGRÉDIENTS

2-3	feuilles de gélatine
200 g	de crème
300 ml	de lait entier
1	gousse de vanille
50 g	xylitol (sucre de bouleau)
	poignée de baies fraîches ou congelées de votre choix

PRÉPARATION

1. Placer les feuilles de gélatine dans un bol rempli d'eau froide et laisse-les tremper. Mettez la crème et le lait dans une casserole. Coupez la gousse de vanille dans le sens de la longueur et ajoutez les graines grattées ainsi que le sucre. Faites bouillir en remuant puis couvrez et laissez mijoter doucement à feu doux pendant environ 15 minutes. Retirez du feu.

2. Essorez les feuilles de gélatine trempées et faites-les fondre dans le mélange crème et sucre de bouleau en remuant avec un fouet. Rincez les pots de yaourt vides à l'eau froide et remplissez-les d'abord avec les baies puis avec le mélange de crème. Placez au réfrigérateur pendant au moins 4 heures.

DESSERT CRÉMEUX DE JUS DE POMME

INGRÉDIENTS

3	œufs
2-3	cuillères à soupe xylitol (sucre de bouleau) ou de sirop d'agave
	le zeste d'1 citron bio
500 ml	de jus de pomme
1	cuillère à soupe de fécule de maïs
100 g	de crème

PRÉPARATION

1. Battez ensemble les œufs, le sucre et le zeste de citron jusqu'à l'obtention d'une consistance mousseuse. Ajoutez le jus de pomme et la fécule de maïs, portez le tout à ébullition dans une casserole en remuant constamment, puis laissez refroidir.

2. Avant de servir, fouettez la crème jusqu'à l'obtention d'une consistance ferme et incorporez-la au mélange de jus de pomme

--- ASTUCE ---

Ne mettez pas de crème si vous souhaitez diminuer le nombre de calories de votre repas.

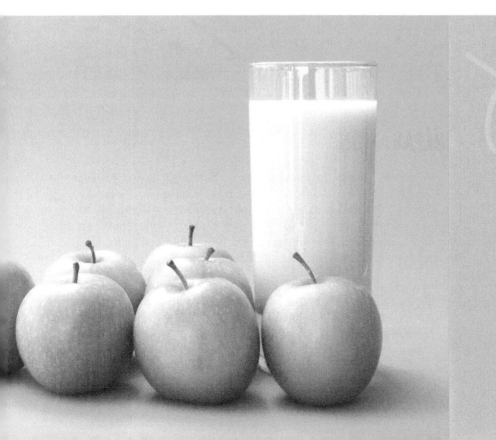

1 PORTION (202G) APPORTE

- CALORIES : **219KCAL**
- DE LIPIDES : **13G**
- DE GLUCIDES : **20G**
- DE PROTÉINES : **7G**

CE PLAT APPORTE
108KCAL POUR 100G

PARFAIT AU GRANOLA ET AUX BLEUETS

INGRÉDIENTS

¼   tasse de granola aux amandes (voir la recette plus haut dans ce chapitre)

½   yaourt à la vanille

¼   tasse de bleuets frais

PRÉPARATION

1. Préparez la recette du Granola aux amandes.

2. Dans un verre à parfait ou un bol, déposez la moitié du granola, la moitié du yaourt et la moitié des myrtilles. Répétez avec le reste des ingrédients et servez pour un petit déjeuner rapide et délicieux.

--- VARIANTE ---

Si ce n'est pas la saison des myrtilles, utilisez simplement les baies disponibles (fraises, framboises, mûres, etc.) ou faites un mélange de plusieurs variétés de baies.

--- REMARQUE ---

Cette recette de petit-déjeuner rapide et facile ressemble plus à un dessert gourmand bien qu'il s'agisse en fait d'un équilibre parfait entre céréales, produits laitiers et fruits à faible indice glycémique. N'hésitez pas à troquer le yaourt à la vanille pour un yaourt nature si vous souhaitez un parfait moins sucré.

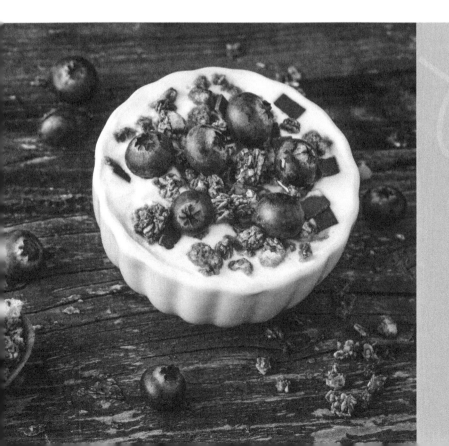

1 PORTION APPORTE

- CALORIES : **250KCAL**

- CHARGE GLYCÉMIQUE : **18**

- DE LIPIDES : **8G**

- CHOLESTÉROL : **6MG**

- SEL : **84MG**

- DE GLUCIDES : **37G**

- DE PROTÉINES : **10G**

BOISSONS

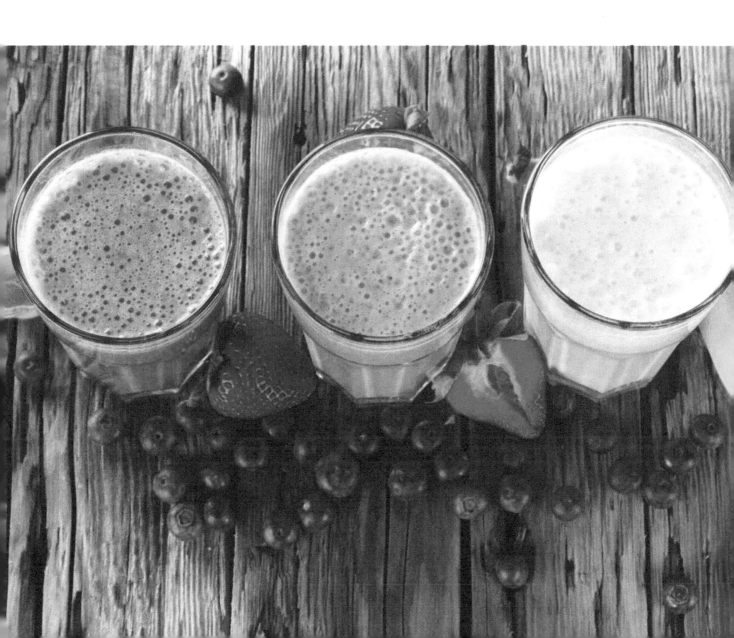

POWER SMOOTHIE

INGRÉDIENTS

100 g	de framboises ou de fraises fraîches ou surgelées
1	pamplemousse rose
1-2	cuillère(s) à soupe de jus de citron (selon votre goût)
20 ml	de lait de soja non sucré
200 g	de fromage blanc
2	cuillères à café d'huile de lin
4	cuillères à café de fruits entiers d'argousier
	un peu de cannelle

PRÉPARATION

1. Nettoyez les framboises / fraises fraîches. Pesez-les et mettez-les dans un bol mixeur.

2. Écrasez les fruits d'argousier.

3. Pressez le pamplemousse et le citron. Versez le jus de pamplemousse et le jus de citron sur les fruits rouges. Mixez finement le tout. Ajoutez ensuite le lait de soja, le fromage blanc, l'huile de lin, la pulpe d'argousier et la cannelle et mixez de nouveau le tout. Servez.

--- CONSEIL ---

L'huile de lin est très bonne pour la santé. Elle aide à réduire le « mauvais cholestérol ». Elle doit cependant être conservée dans un endroit frais et sombre et ne doit jamais être chauffée.

UNE SMOOTHIE APPORTE: DE LIPIDES: **14G** • DE GLUCIDES: **13G** • DE PROTÉINES: **16G**

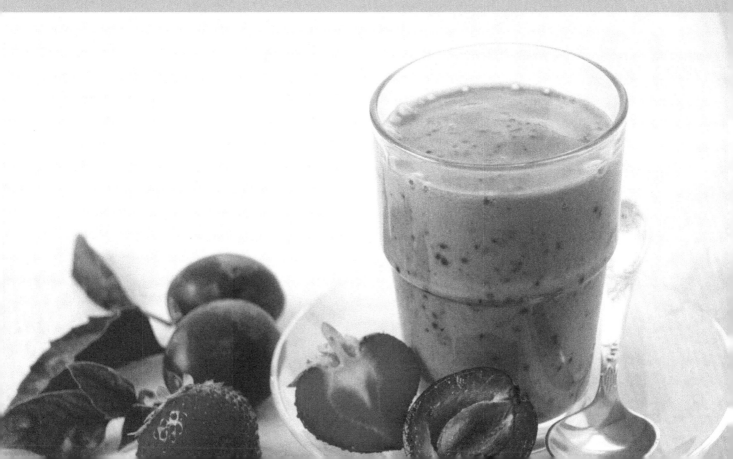

SMOOTHIE À LA BANANE ET AU LAIT D'AMANDES

UNE PORTION APPORTE: CHARGE GLYCÉMIQUE : **9** • CHOLESTÉROL: **2MG** • SEL: **780MG** DE GLUCIDES: **25G** • DE LIPIDES : **2G** • CALORIES: **120KCAL** • PROTÉINES : **3G**

INGRÉDIENTS

2	grosses bananes mûres pelées et tranchées
1½	tasse de lait d'amande
½	tasse de yaourt sans matières grasses à la vanille
2	tasses de glaçons
1	cuillère à café de miel
1	cuillère à café d'extrait de vanille
	Noix de cajou au gout

PRÉPARATION

1. Mixez tous les ingrédients dans un mixeur jusqu'à l'obtention d'une consistance lisse.

2. Répartissez le smoothie dans quatre verres.

SMOOTHIE AU CHOU FRISÉ ET À L'ANANAS

INGRÉDIENTS

½   tasse de feuilles de chou frisé

½   tasse de lait faible en matières grasses (peut être remplacé par du lait d'amande ou de soja)

½   tasse d'ananas

1   banane

½   tasse de yaourt à la vanille faible en matières grasses

½   tasse de glaçons

PRÉPARATION

1. Dans un mixeur, mélangez le chou frisé et le lait jusqu'à ce que la majeure partie du chou frisé soit broyée avec peu ou pas de morceaux, environ 30 secondes. Ajoutez le reste des ingrédients et mélangez jusqu'à l'obtention d'une consistance lisse.

2. Versez dans deux tasses et dégustez !

VARIANTE

Vous pouvez remplacer le yaourt par 1 cuillère à café d'huile de noix de coco pour une saveur plus tropicale.

UNE PORTION APPORTE: CHOLESTÉROL: **0MG** • DE LIPIDES : **2G** • SEL: **77MG**
DE GLUCIDES: **27G** • CALORIES: **140KCAL** • PROTÉINES : **6G**

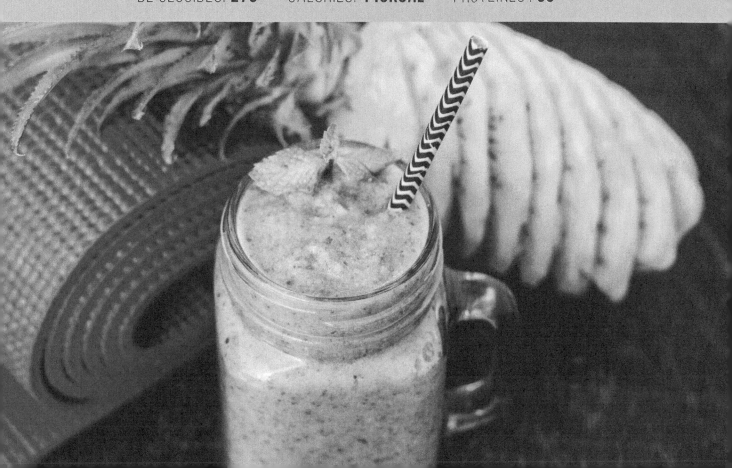

SMOOTHIE AU BEURRE DE CACAHUÈTE

INGRÉDIENTS

2	cuillères à soupe de beurre de cacahuète crémeux
½	tasse de lait faible en matières grasses (peut être remplacé par du lait d'amande ou de soja)
1	banane
1	cuillère à café de miel
½	tasse de glaçons

VARIANTE

Vous pouvez utiliser du beurre de cacahuète en morceaux si vous voulez une texture plus granuleuse.

PRÉPARATION

1. Dans un mixeur, mélangez le beurre de cacahuète et le lait pendant environ 5 secondes.

2. Ajoutez la banane, le miel et les glaçons et mixez encore une fois jusqu'à l'obtention d'une consistance lisse.

3. Versez dans un verre et dégustez.

REMARQUE

Les fans de beurre de cacahuète peuvent se réjouir de ce smoothie, qui est un peu plus riche en protéines et en matières grasses que la moyenne, ce qui le rend un peu plus satisfaisant qu'un smoothie ordinaire. Ce smoothie reste très léger, et le goût de beurre de cacahuète n'est pas trop fort car il s'équilibre avec la banane et le lait.

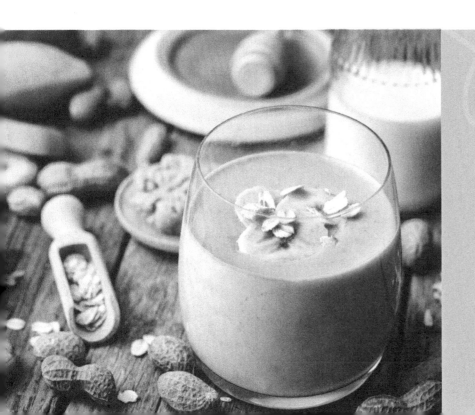

1 PORTION APPORTE

- CALORIES : **186KCAL**
- CHARGE GLYCÉMIQUE : **9**
- DE LIPIDES : **9G**
- CHOLESTÉROL : **3MG**
- SEL : **107MG**
- DE GLUCIDES : **23G**
- DE PROTÉINES : **7G**

SMOOTHIE À L'AVOCAT ET À LA MANGUE

INGRÉDIENTS

1 grosse mangue (env. 400 g)

1 avocat de taille moyenne (env. 250 g)

100 ml de jus de pomme et de mangue

1 cuillère à café de cassonade

PRÉPARATION

1. Pelez la mangue. Coupez-la en quartiers. Coupez l'avocat en deux dans le sens de la longueur, et retirez la chair à l'aide d'une cuillère.

2. Coupez 300 g de mangue et 160 g de pulpe d'avocat en morceaux. Réduisez en purée les morceaux de mangue et d'avocat avec le jus pomme-mangue, la cassonade et 200 ml d'eau jusqu'à l'obtention d'une consistance crémeuse. Versez dans deux verres et servez chacun avec une paille.

CONSEILS

Si vous réduisez également en purée la pulpe d'un fruit de la passion, cela donne au smoothie un bel arôme exotique. Pour cela, coupez le fruit de la passion en deux et prélevez la pulpe avec le jus et les pépins, ajoutez-les directement aux autres ingrédients. À la place de la mangue, vous pouvez également utiliser la pulpe d'1 papaye (pesée non nettoyée, environ 600 g).

1 PORTION (385G) APPORTE DE LIPIDES : **20G** • DE GLUCIDES : **31G** • DE PROTÉINES : **3G**
CALORIES : **310KCAL** • CE PLAT APPORTE **80KCAL POUR 100G**

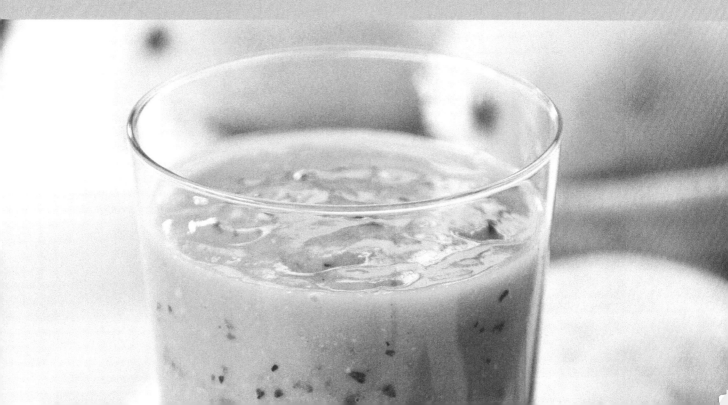

Pour des questions et des suggestions :
info@alpsaint.fr

1ère édition 2022
ISBN-13 : 979-8-9874375-0-6

Vibrant Life Publishing est un éditeur de Vibrant Life Group LLC
2880 W. Oakland Park Boulevard
Suite 118 Ft. Lauderdale
FL 33311 USA

Pour plus d'informations sur l'éditeur, voir :
www.vibrantlife.fr/publishing

Made in the USA
Monee, IL
06 January 2023

24559974R00083